Räuchern mit den Schätzen der Natur

Körper, Geist & Seele

Claudia & Hans **Dirnberger**

Räuchern mit den Schätzen der Natur

Altes Wissen – neu erleben

Dort-Hagenhausen-Verlag

Inhalt

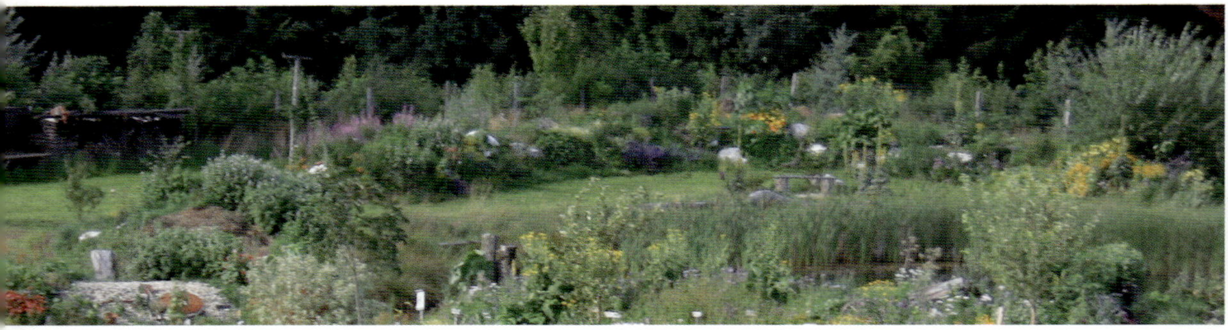

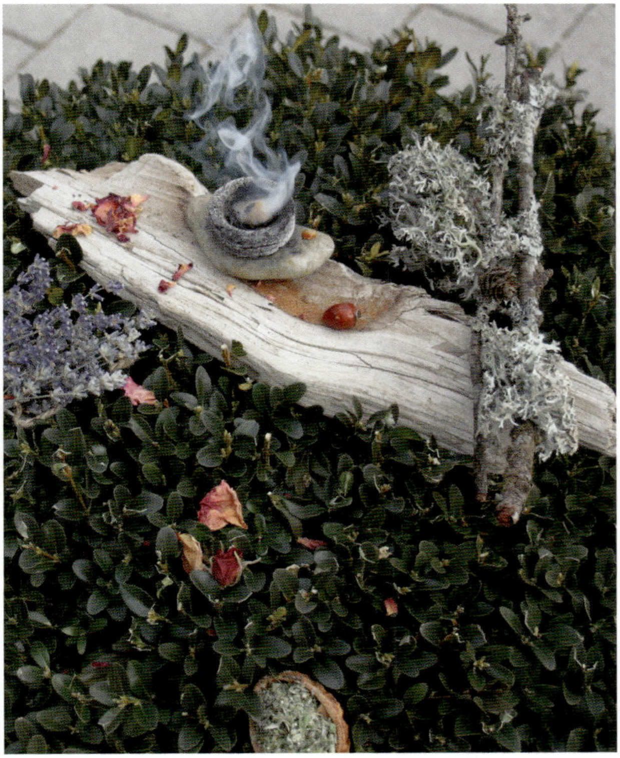
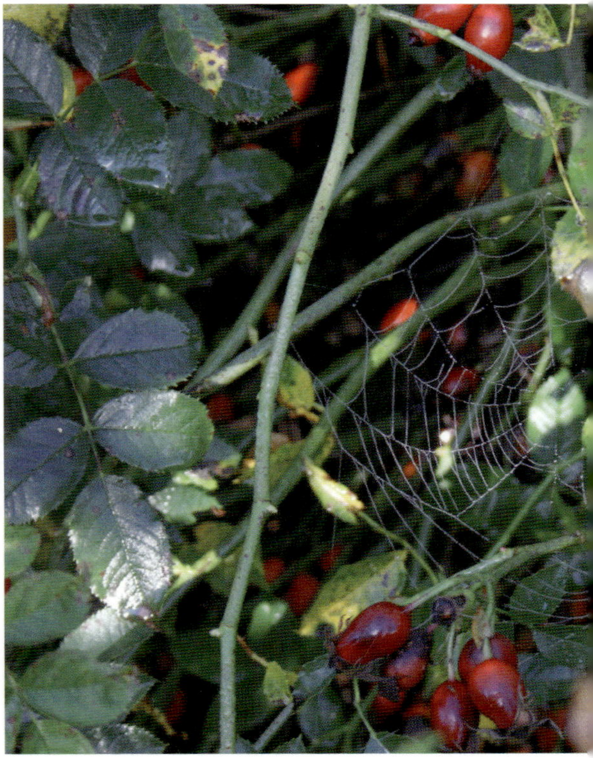
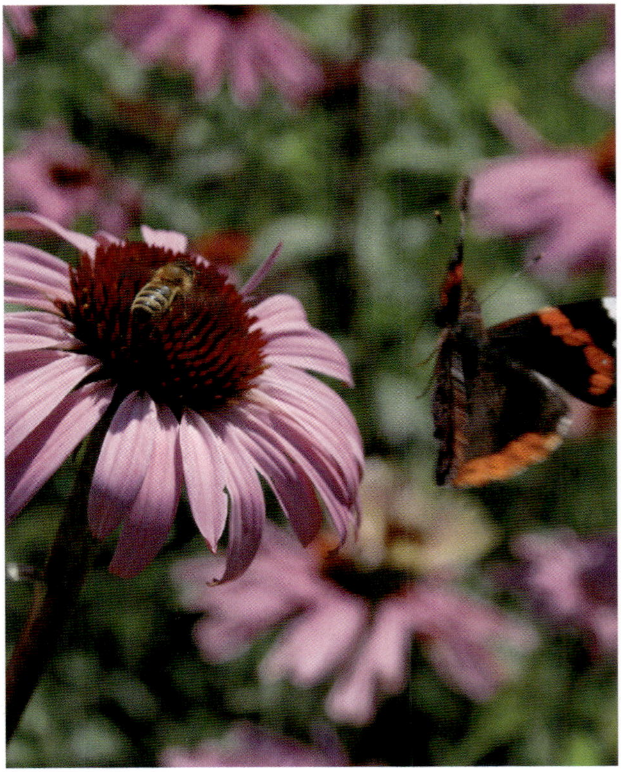
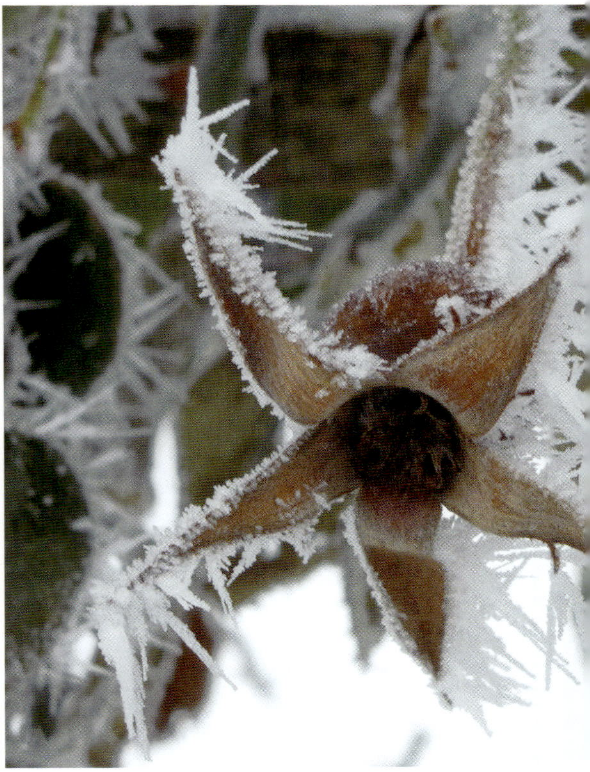

Vorwort

Wir möchten Ihnen in diesem Buch von einer fast verschwundenen Tradition berichten vom Wissen um das Räuchern mit den Schätzen der Natur, die uns umgibt.
Dieses Wissen stammt aus einer Zeit weit vor unserer. Denn das Leben unserer Vorfahren war noch stark in der Natur verwurzelt. Der Kreislauf der Natur beeinflusste ihr Leben ganz direkt, und gerade über die Naturbeobachtung haben unsere Vorfahren viel gelernt. Dieses Wissen wurde von Generation zu Generation gesammelt und weitergegeben. Doch in unserer modernen Zeit droht es in Vergessenheit zu geraten.
Wenn wir Ihnen nun vom Räuchern mit Wildkräutern erzählen, so hat das nichts mit Esoterik oder dem Konservieren von Nahrungsmitteln zu tun. Es geht vielmehr um Hilfe und Erleichterung, um Unterstützung, um körperliches und seelisches Wohlbefinden. Wir möchten Sie an einer jahrtausendealten Tradition teilhaben lassen, die wir für uns wiederentdeckt haben und die uns immer wieder in Staunen versetzt.

Unsere Geschichte

In unseren Familien zu Hause wurde nur noch in der Adventzeit und zu den Rauhnächten mit Weihrauch geräuchert. Bei meinem Mann Hans ging die Familie gemeinsam mit der Räucherpfanne durchs Haus und in den Stall zu den Tieren. Das war alles, was vom Räucherbrauchtum noch übrig war. Als wir später den Hof übernahmen, näherten wir uns allmählich wieder dem Wissen übers Räuchern.
Wir hatten immer viel Grundwasser im Keller des Hauses, das wir übernommen hatten, und die Grundmauern waren feucht. Vieles wurde versucht, auch eine Drainage wurde gegraben, um das Wasser abzuleiten. Alles vergebens. Dann riet uns jemand, wir sollten doch das ganze Haus mal ausräuchern. Bis zu diesem Zeitpunkt hatten wir noch nie das ganze Haus ausgeräuchert, sondern nur in der Küche und in der Stube mit verschiedenem, ausländischem Räucherwerk geräuchert, was nichts spürbar änderte. Auf den Rat hin versuchten wir, das Haus und den Hof ganz mit heimischen Kräutern zu räuchern. Da das Wasser ja auch mit Gefühlen zu tun hat, bedankten wir uns dabei symbolisch bei jenen, die uns dieses Haus und den Hof übergeben hatten, und würdigten ihre Arbeit. Wir legten große Wertschätzung auf die Arbeit an diesem Haus und seiner Entstehung. Die ganze Familie ging vom Keller durchs ganze Haus und räucherte alle Räume. Mit Wacholder, Rose, Engelwurz … genau kann ich das heute gar nicht mehr sagen.

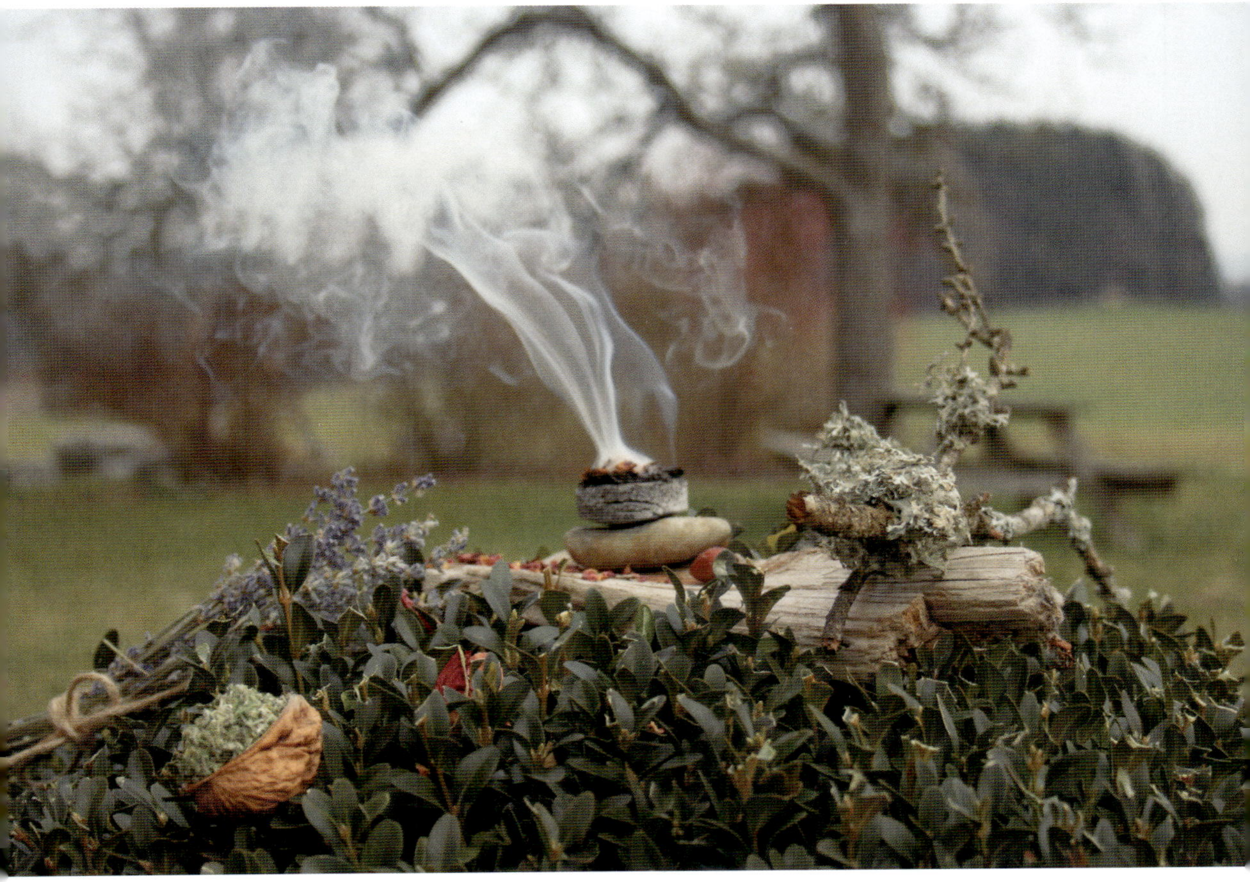

Doch die Wirkung war unbeschreiblich, das Wasser kam nicht mehr zurück. Bald konnten wir einen Schacht zubetonieren, in den wir immer wieder die Wasserpumpe eingehängt hatten. Überzeugt von der Wirkung verlegten wir im Keller Laminatböden. Heute nutze ich den Keller für meine Räucherkurse und Kräuterseminare. Das Wasser ist bis heute nicht zurückgekommen.
Derart beeindruckt von der Wirkung, vertiefte ich mein Wissen in verschiedenen Räucherkursen und steckte bald auch meinen Mann Hans mit dem Thema Räuchern an. Seitdem beschäftigen wir uns gemeinsam mit diesem Thema. Unser Haus haben wir in dieser Zeit nach verschiedenen Vorgangsweisen ausgeräuchert. Dabei sind wir zu dem Schluss gekommen, dass es am stimmigsten für uns ist, unserem Gefühl zu vertrauen und unserer Intuition zu folgen. Diesen Weg möchten wir auch Ihnen ans Herz legen.
Ebenso faszinierend wie die Erfahrungen beim Räuchern ist das uralte Wissen über seine Anwendungen. Ein Wissen, dass unsere Vorfahren sammelten, da sie nach der Sonne und dem Mond lebten und die Natur verehrten. Sie lernten durch Beobachtung. So haben auch mein Mann und ich gerne Erzählungen gelauscht, Kurse besucht und schließlich vieles selbst ausprobiert.
Räuchern in der heutigen Zeit bringt uns zurück zu unseren Wurzeln.

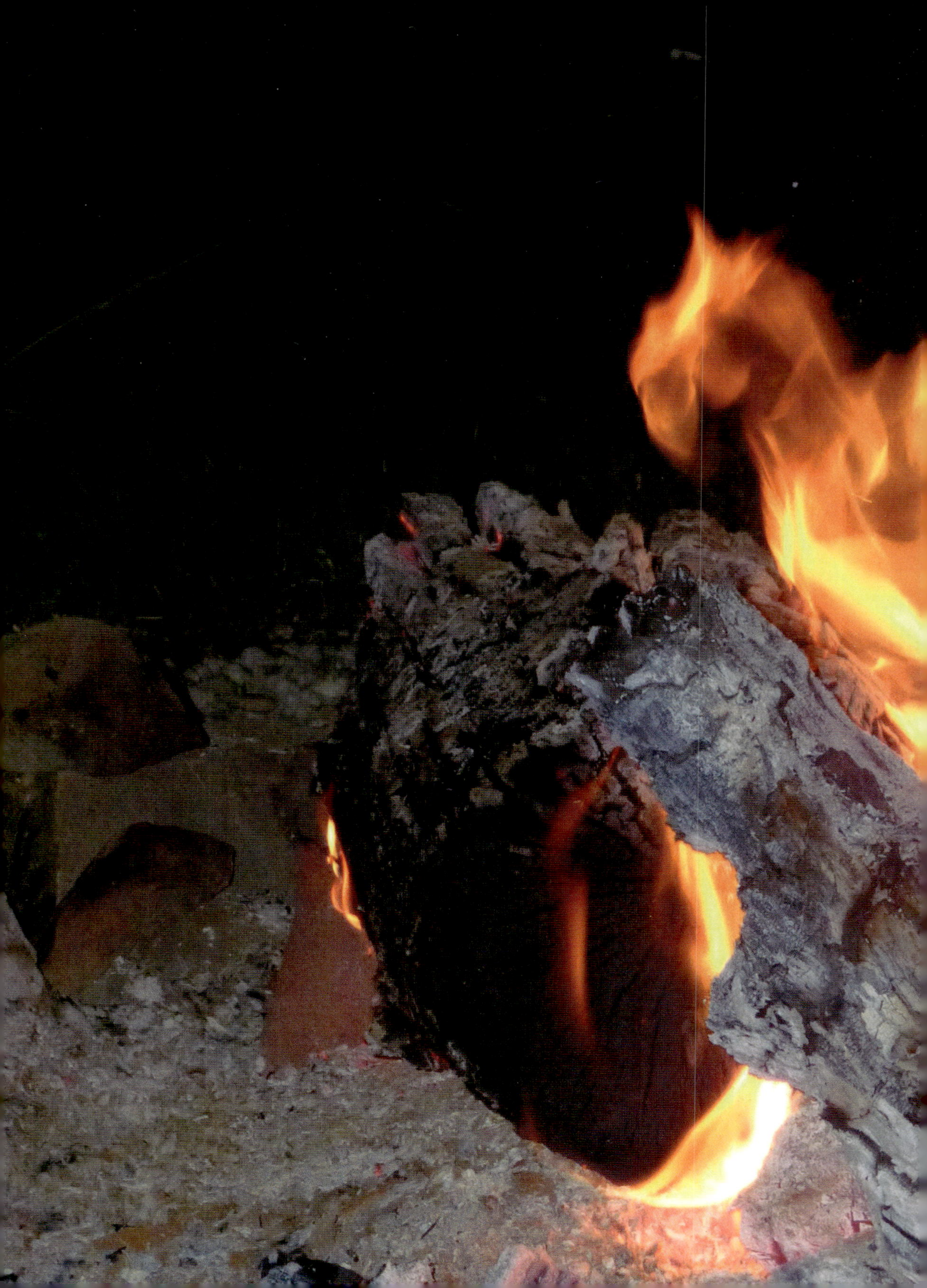

Altes Wissen –

NEU ERLEBEN

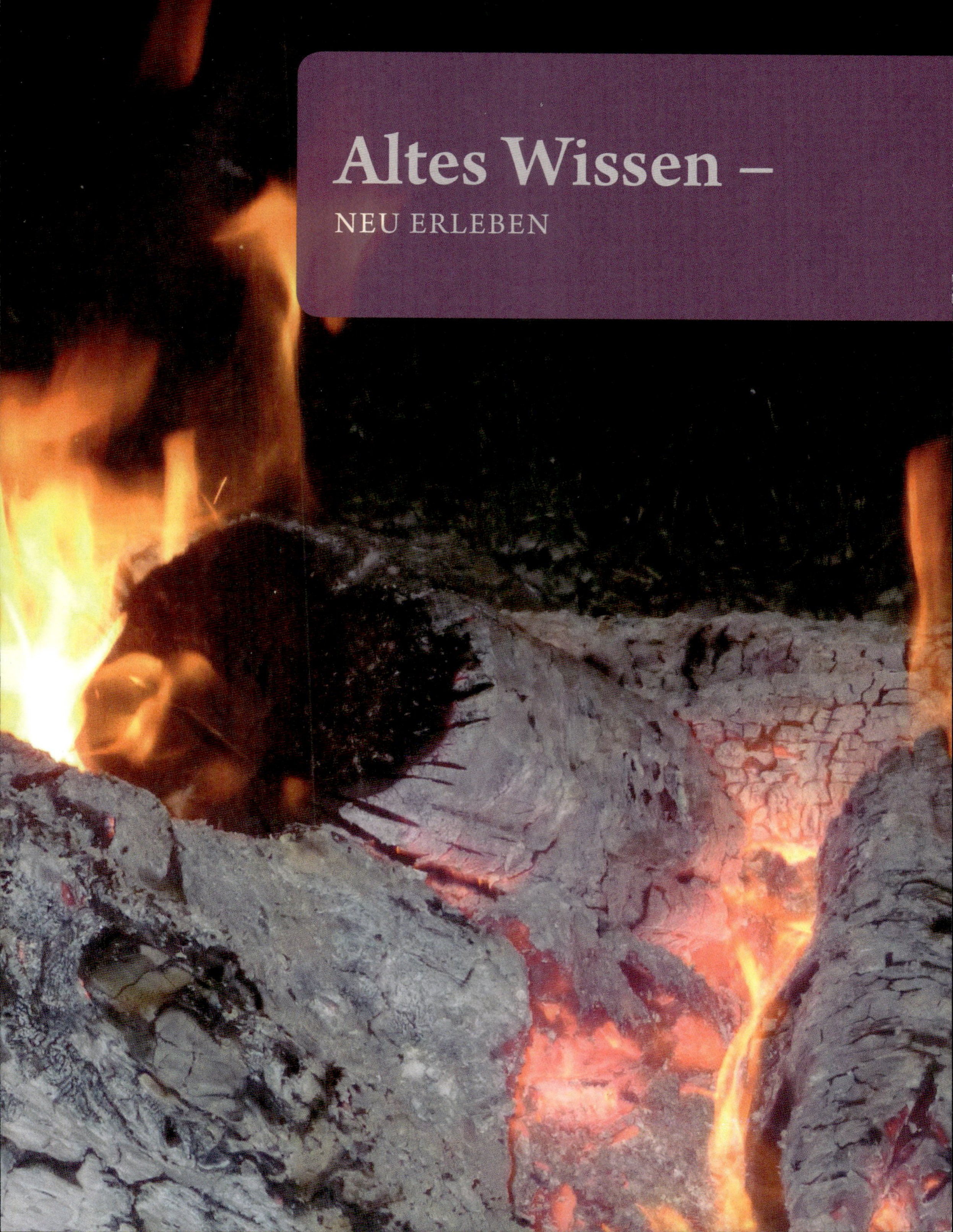

Altes Wissen

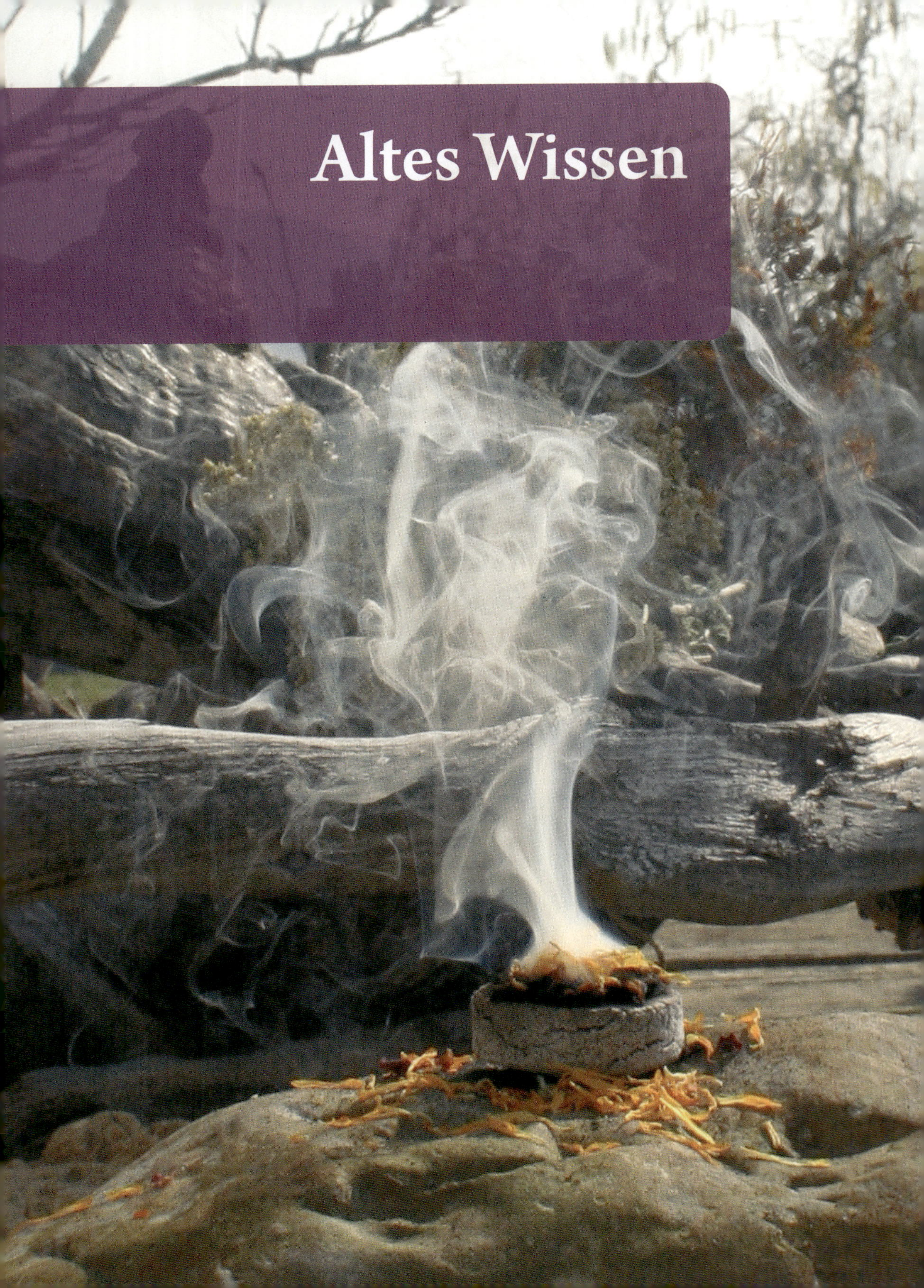

Wie *räucherten* unsere Ahnen?

Geräuchert wird schon seit die Menschen mit Feuer umzugehen lernten. Feuer gab es immer schon. Es entzündete sich durch Blitzeinschläge oder auch bei Vulkanausbrüchen, wütete als Waldbrände. Dieses Feuer lernten die Menschen zu nutzen und sorgsam achteten sie darauf, dass das Feuer in ihren Feuerstellen nicht mehr ausging. In den Wäldern sammelten sie Hölzer, um das Feuer zu nähren, auch wenn Waldwirtschaft, wie wir sie kennen, erst viel später betrieben wurde.

Obwohl Feuer auch zerstören kann, war es unseren Ahnen heilig. Denn es gehörte zum natürlichen Kreislauf der Natur. Das Feuer wärmte sie, Nahrung wurde gekocht und es hielt wilde Tiere fern. Das Fleisch von der Jagd, das sie in ihrer Höhle oder im Unterstand aufhängten, konnte durch den aufsteigenden Rauch länger haltbar gemacht werden. Von dieser Technik Fleisch zu konservieren, die sehr lange verbreitet blieb, zeugen die Rauchhäuser in den Freilichtmuseen. Modernisiert wurde diese Art der Fleischkonservierung schließlich durch die heutigen Räucheröfen.
Im aufsteigenden Rauch sahen die Menschen aber immer schon auch eine Verbindung zum Himmel. Mit dem Rauch schickten sie ihre Wünsche und Gebete nach oben. So war die Feuerstelle von Anbeginn an der Treffpunkt für rituelle magische und religiöse Handlungen. Um das Feuer sitzend wurde Alltägliches und Wichtiges besprochen. Die Menschen erkannten bald, dass z.B. Nadelhölzer nicht nur eine angenehme Wärme abgeben, sondern auch innerlich wärmen. Wohingegen andere Hölzer, wie zum Beispiel das Buchenholz, nur äußerlich wärmen, der Buchenrauch dafür aber den Kopf zum Denken freimacht.
So räucherten unsere Vorfahren durch das, was sie der Glut beigaben und womit sie das Feuer nährten: ob harziges Holz, Zweige, getrocknete Gräser, Kräuter oder andere Pflanzenteile. Sie spürten bald die heilende und gesundheitsfördernde Wirkung des entstehenden duftenden Rauchs.
Die Sippenmitglieder beobachteten, welche Stimmung am Feuer herrschte, und entsprechend legten sie Räucherwerk in die Glut. Sei es, um besser durchatmen zu können, sei es, um einen Husten zu mildern, als Dankesritual, stimmungsaufhellend, keimtötend, als Linderung für schmerzende Glieder oder auch um nach einer lebensbedrohlichen Situation wieder zur Ruhe zu kommen. Für Visionen darüber, was das kommende Jahr bringen würde, räucherten sie halluzinogen wirkende Kräuter.

Räuchern ist eins der ältesten Heilmittel der Erde

Selbst in 60 000 Jahre alten Gräbern von Neandertalern fand man Kräuter und Blüten, welche damals schon für rituelle magische und religiöse Handlungen verwendet wurden. Zu Zeiten der Pest wurde besonders viel geräuchert. Mensch und Tier wurden zwischen großen brennenden und rauchenden Wacholderhaufen hindurch getrieben, wegen der keimtötenden Wirkung des Wacholderrauchs. Lange Zeit wurden selbst Krankenhäuser noch mit keimtötenden Kräutern ausgeräuchert.

Während man das Räuchern früher mehr gegen Krankheitsdämonen nutzte, zum Dank, um in die Zukunft zu schauen oder um mit den Ahnen (mit der Anderswelt) in Kontakt zu treten, dient es in der heutigen Zeit vor allem der Reinigung von negativen Energien in Haus und Hof.

Mit dem Einzug des Weihrauchs in unsere Häuser geriet das Wissen über die Kraft der verräucherten Wildkräuter nahezu in Vergessenheit. Vielerorts kennt man nur mehr zu Weihnachten und in den Raunächten eben das Verräuchern von Weihrauch. In ein paar Gegenden in Österreich und Bayern werden darüber hinaus in den Raunächten noch zum Ausräuchern die Kräuter der Maria-Himmelfahrts-Buschen oder Teile des Palmbuschens mitgeräuchert.

Doch jetzt besinnen sich die Menschen wieder, kehren zurück zum Ursprung, erinnern sich an eine Zeit, in der das Räuchern Teil des Alltags war. Auch in unseren modernen Zeiten fühlt man sich wieder besonders dann geerdet, wenn man am Lagerfeuer zusammensitzt und räuchert.

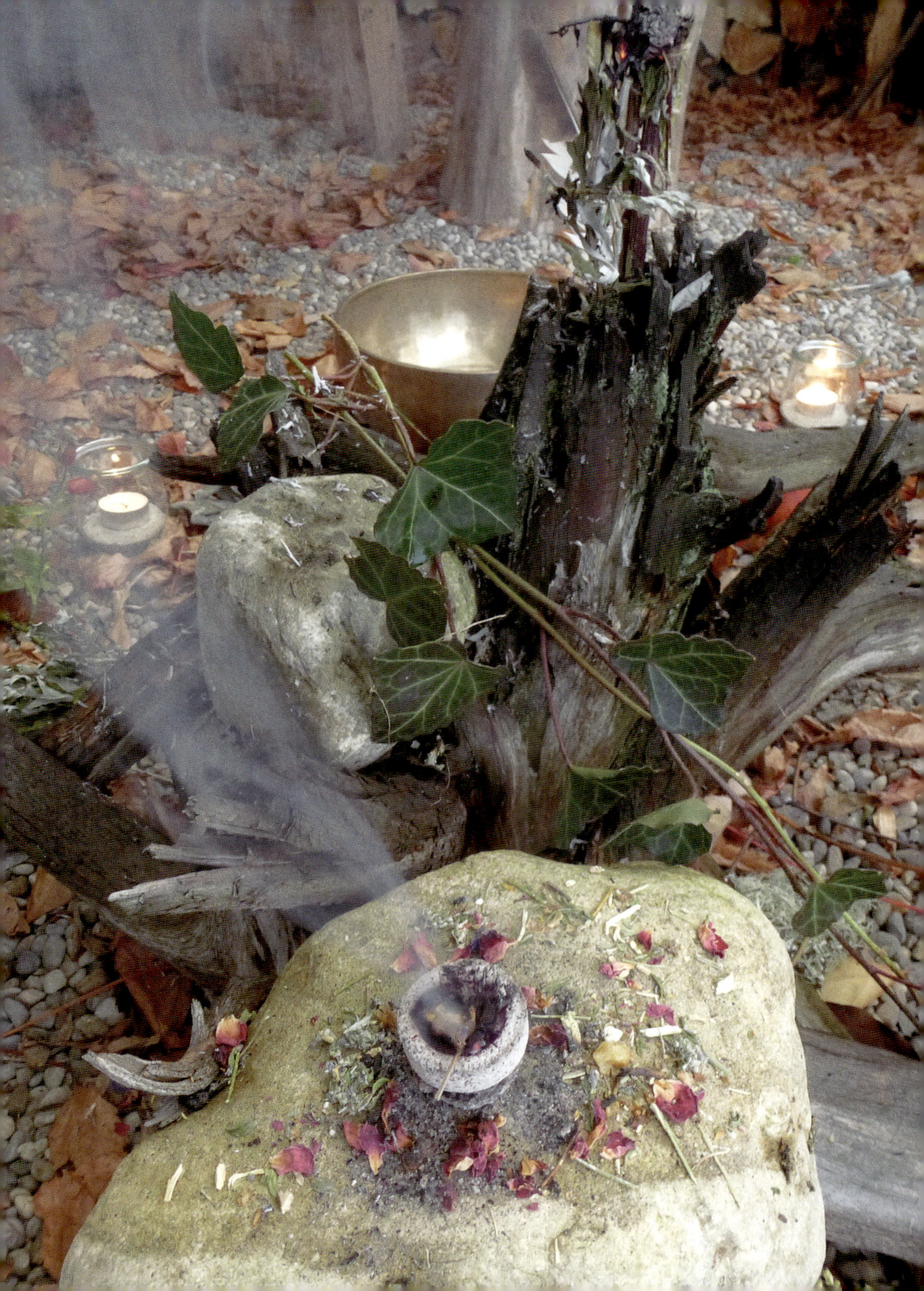

Was bewirken *die Düfte* beim Räuchern?

„Der Geruchssinn ist der Sinn der Erinnerung und des Verlangens“ Jean-Jacques Rousseau

Sinnesleistung

Der Geruchssinn ist ein komplexer biochemischer Sinn und eng mit dem emotionalen Gedächtnis des Menschen verknüpft. Er ist bei der Geburt anatomisch fast vollständig ausgebildet, doch seine Nutzung muss der Säugling erst noch lernen. Auch wenn der Geruchssinn beim Menschen wesentlich geringer ausgebildet ist als bei den Tieren, ist er doch seit der archaischen Zeit lebensnotwendig. Die Urmenschen nahmen von der Ferne bereits Verbranntes, Pflanzen, Tiere, ihre Nahrung wahr.
Nicht nur bei Tieren spielen Pheromone, also Sexuallockstoffe eine wichtige Rolle in der Fortpflanzung. Die menschliche Eizelle lockt das Spermium mit Maiglöckchen-Duft an. Ob man sich sympathisch ist oder nicht, wird durch den Körpergeruch beeinflusst, darum heißt es ja auch gern:„Den kann ich nicht riechen.“ So sollte auch ein Liebespaar„sich riechen können“. Nehmen Frauen die Pille, verströmt ihr Körper in dieser Zeit einen anderen Geruch, als wenn sie keine nehmen. Wird zum Beispiel bei Kinderwunsch die Pille absetzt, kann es vorkommen, dass man sich auf einmal„nicht mehr riechen kann“.

Gefühle

Gerüche rufen ein breites Gefühlsspektrum bei uns hervor. Denken Sie nur an eine frisch gemähte Wiese, den Duft des Meeres, des Waldes, an unterschiedliche Pflanzen, ihre Blüten, an Bäume. Gezielt eingesetzt fördern verschiedene Düfte Wohlbefinden für Körper, Geist und Seele. Sie wirken in der Arztpraxis beruhigend,

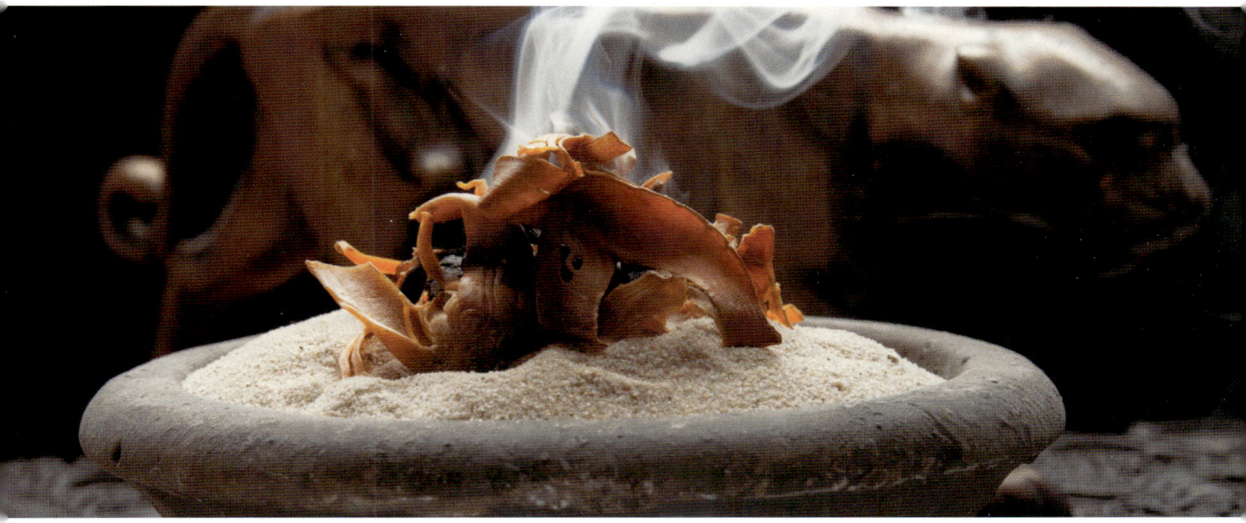

können Stress lösen und den Schlaf fördern. Sie können aber auch verkaufsfördernd eingesetzt werden: Der Geruch frischer Backwaren, von Leberkäse, Hendl, Kuchen stimuliert dazu, diese zu kaufen.
Jede Pflanze hat ihre eigene Heilwirkung. Als Tee zu sich genommen, wirkt sie auf den Körper. Verräuchert man sie aber, wirkt sie auf Körper, Geist und Seele. Räuchern bewirkt so unglaublich viel, denn der Geruchsinn ist direkt mit dem ältesten Teil der Großhirnrinde, dem Paläocortex, verknüpft und bewirkt, dass Düfte blitzschnell Empfindungen, Gefühle oder Reaktionen hervorrufen.

Erinnerungen

Ein weiteres Phänomen ist, dass Düfte Erinnerungen wecken, sowohl positive als auch negative. Selbst Demenzkranken, die alles zu vergessen scheinen, kann man ein strahlendes Erinnerungslächeln entlocken, wenn man ihnen bekannte Kräuter zum Riechen hinhält.
Ich denke zum Beispiel sofort an meine Schwester, sobald ich Patschuli rieche, es war ihr Lieblingsparfüm. Oder wenn ich manche alte Häuser betrete, steht sofort das Bild meiner Oma vor mir, in deren Haus es – wie mir als Kind schien – modrig roch. Kein schöner Geruch vielleicht, aber eine wundervolle Erinnerung. Weniger schön war die Erinnerung an eine Kinderkrankheit, die mich neulich im Bus anwehte. Irgendetwas roch wie die scheußliche Salbe, mit der ich damals als Kind eingeschmiert wurde. So sind Gerüche für uns alle ganz eng mit guten und schlechten Assoziationen verbunden.

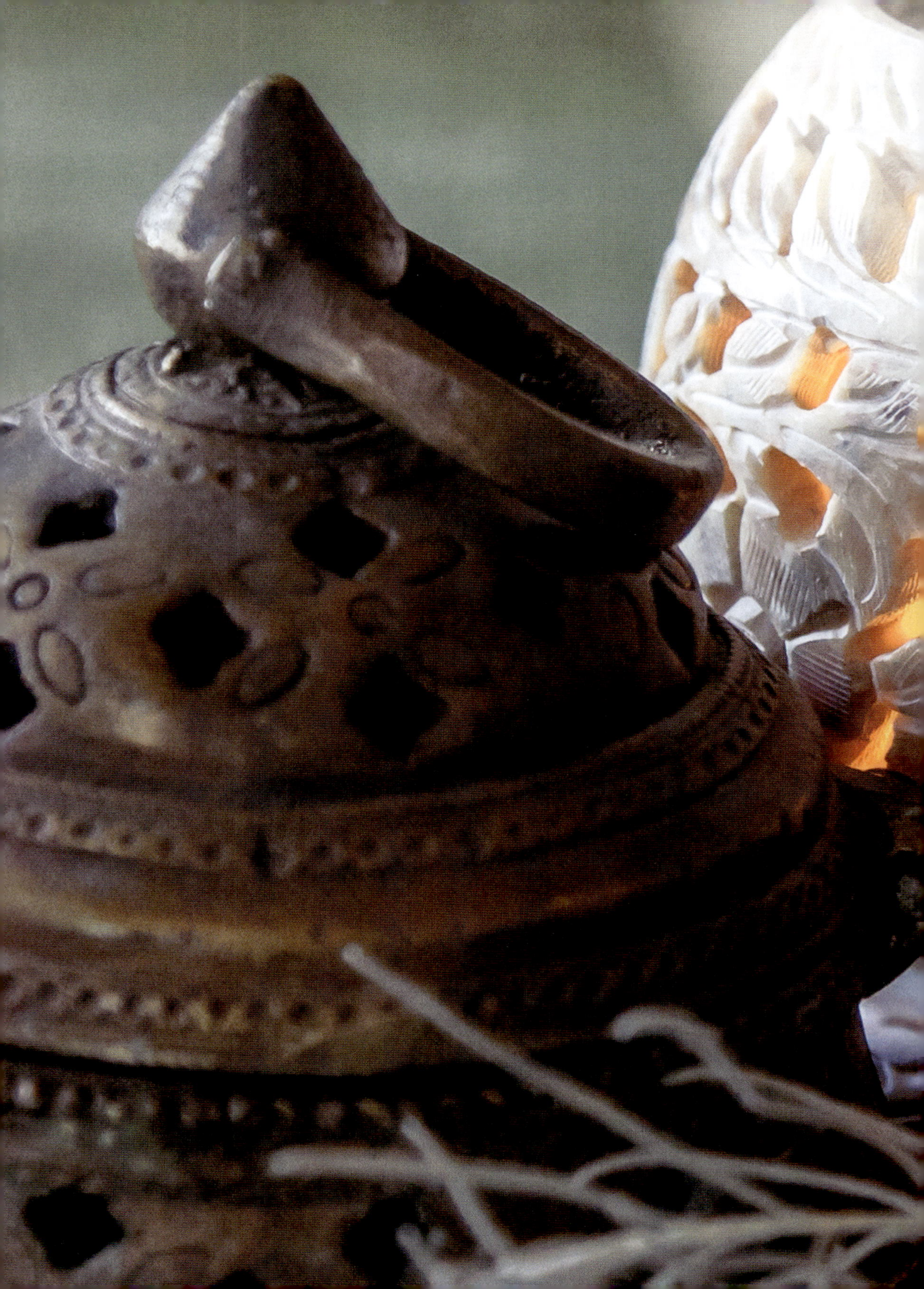

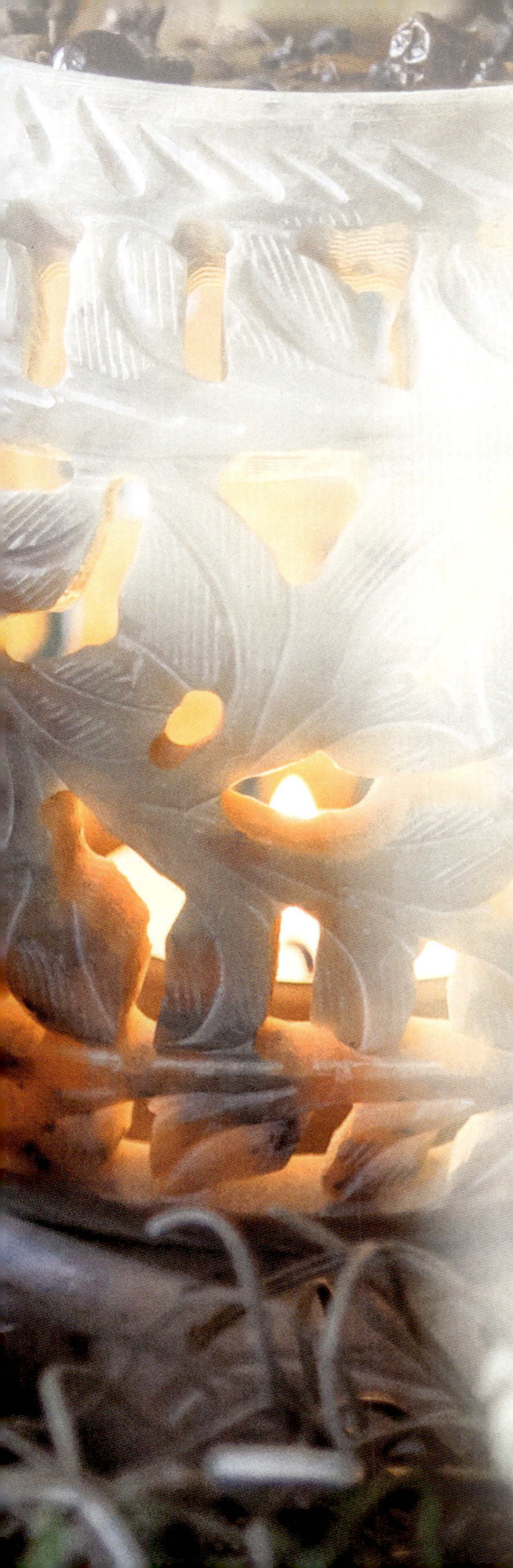

Warum wird *geräuchert?*

- Räuchern verbindet uns mit unseren Wurzeln.
- Weil es gut für Körper, Geist und Seele ist.
- Man räuchert zu rituellen und zeremoniellen Anlässen,
- zum Stressabbau und zur Entspannung,
- zum Dank und Segen,
- zur energetischen Reinigung von Haus und Hof,
- zur Unterstützung bei Krankheit,
- bei Trauer und in Loslassprozessen,
- zur Harmonisierung und um die Stimmung zu heben,
- als Liebesräucherungen,
- um ein Tief zu überwinden,
- um einen klaren Kopf zu bekommen,
- in allen Lebenslagen,
- eben täglich, wenn einem danach ist.

Wie wird *geräuchert?*

Räuchern mit Naturmaterialien

Am Anfang wurde nur in freier Natur an der Feuerstelle geräuchert. Dafür gab man nach und nach Räucherwerk in die Glut: Zweige, Kräuter, Früchte, Wurzeln oder Ähnliches. Viel später erst räucherte man auch in geschlossenen Räumen mit der Glut aus dem Ofen.

Räuchern mit Räucherbüschel

Kräuter werden getrocknet, zusammengebunden und angezündet. Dabei wird das Räucherbüschel auf einer Seite angezündet und dann bläst man das Feuer wieder ab, sodass es nur mehr dahinglost (glimmt – glüht). Auf diese Art und Weise wird gerne im Freien geräuchert, als Hausausräucherung oder zur Personenräucherung. Hier ist auf den Funkenflug zu achten!
Wenn Sie nicht das ganze Räucherbüschel brauchen, dann löschen Sie es mit etwas Wasser ab, oder drücken Sie es leicht im Sand aus. Anschließend schneiden Sie die verbrannten Kräuter zurück.

Räuchern mit Holzglut

Nur mehr wenige dürfen sich glücklich schätzen, einen Holzofen zu besitzen. Doch gehört man zu diesen, braucht man nur eine feuerfeste Pfanne oder ein Räucherbügeleisen, in welche man die Glut aus dem Ofen geben kann. Hat sich auf der Glut eine weiße Schicht gebildet, dann legt man das Räucherwerk auf die Glut, zuerst die Harze und darauf die Kräuter, da sie schneller verkohlen. Gegebenenfalls legt man wieder nach.
Aber Achtung: Die Pfanne wird sehr heiß. Vorsicht beim Abstellen der Pfanne – verwenden Sie eine hitzebeständige Unterlage.

Räuchern mit Zunderschwamm

Zunderschwamm wurde gerne statt der Räucherkohle verwendet. Man zündet ein Stück vom Zunderschwamm an und lässt ihn dahinglosen (glühen). Dann gibt man eine Prise Räucherwerk drauf. Das kann so oft wiederholt werden, bis

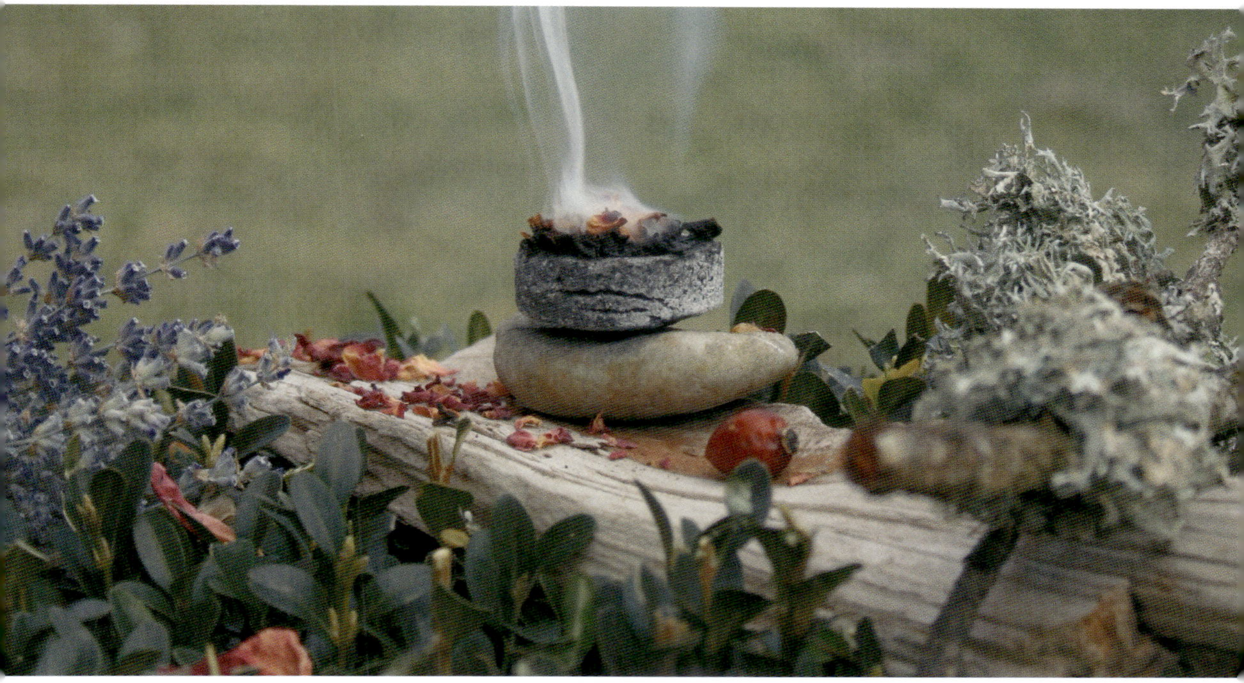

der Zunderschwamm zerfällt. Sollten Sie den Schwamm nicht ganz aufbrauchen, dann drücken Sie ihn in einer hitzebeständigen Schale aus und übergießen Sie ihn vorsichtshalber noch mit Wasser.

Räuchern mit Kohle

Die meist verbreitete Anwendung ist das Räuchern mit Räucherkohle. Es gibt verschiedene Räucherkohlen. Die gängigsten sind mit Salpeter getränkt (Selbstanzünder). Daneben gibt es noch solche ohne Salpeter. Auch Kokosanzünder wären eine Möglichkeit.

Die Räucherschale

Zum Räuchern mit Räucherkohle braucht man ein feuerfestes Gefäß z. B. eine Schale. In diese gibt man ausreichend Sand zur Wärmeisolierung, denn die Kohle kann sehr heiß werden. Darum überprüfen Sie immer die Temperatur des Schalenbodens. Sand bekommen Sie in jedem Baumarkt. Es kann auch Vogelsand sein, oder vielleicht haben Sie vom letzten Strandurlaub etwas Sand mitgebracht. Nehmen Sie einfach den Sand, den sie zur Hand haben.

Räucherkohle entzünden

Man entzündet die Räucherkohle auf der Seite mit einem Feuerzeug oder Streichholz. Es beginnt zu knistern und sollte dann wie bei den Christbaumanzündern alleine durchlaufen. Das kann einige Minuten dauern. Will aber die Kohle nicht durchzünden, so ist sie vielleicht feucht geworden. In diesem Fall legen Sie die Kohle einfach vor Gebrauch eine Zeit lang auf die Heizung.
Wird die entzündete Räucherkohle grau, gibt man das Räucherwerk auf die Kohle. Weniger ist oft mehr. Da Kräuter schnell verkohlen, streicht man mit einem Messer oder Holzstöckchen die verkohlten Kräuter herunter und gibt wieder neues Räucherwerk darauf.
Dies kann so oft wiederholt werden, wie Sie wollen. Ein Stück Räucherkohle hält etwa ein- bis eineinhalb Stunden. Danach zerfällt sie. Braucht man nicht die ganze Kohle oder muss man schnell weg, dann löscht man sie einfach mit Wasser (siehe auch Bilderfolge rechts).

Räuchern mit Stövchen

Eine besonders sanfte Art des Räucherns ist das Räuchern mit einem Stövchen. Gerne wird es im Wellnessbereich, in Geschäften, Wohnungen oder Kinderzimmern genutzt, wo eine stärkere Rauchentwicklung nicht erwünscht ist. Wir bevorzugen das Stövchen für das Verräuchern von Blüten, da es viel sanfter in der Anwendung ist. Zudem kann man sich beim Räuchern mit Stövchen die Zeit leichter einteilen, denn das Stövchen ist schnell angezündet und ebenso schnell wieder ausgemacht, was bei der Räucherkohle nicht der Fall ist.
Dafür braucht man ein Stövchen mit einem feinmaschigen Sieb und ein Teelicht. Bei minderwertigen Teelichtern ist meist die Flamme gleich wieder aus oder zu klein. Ich empfehle deshalb Bienenwachskerzen von guter Qualität. Der Abstand zum Sieb sollte ca. 8 cm betragen, damit die Kerzenflamme auch das Räucherwerk erreicht, das in das Sieb gelegt wird. Sobald das Räucherwerk verkohlt ist, streichen Sie es z. B. mit einem Messer auf die Seite und legen Sie Nachschub auf. Wollen Sie Harze und Kräuter räuchern, legen Sie zuerst das Harz ins Sieb und geben Sie die Kräuter darauf.
Beim Räuchern mit Stövchen ist Vorsicht mit Harzen geboten, den sie können in die Kerzenflamme tropfen und zu brennen beginnen. Bitte lassen Sie ihr Räucherwerk niemals unbeaufsichtigt.
Durch die Harze kann das Sieb verkleben. Entweder halten Sie in diesem Fall das Sieb über eine Flamme, um es von verklebtem Harz zu befreien, oder Sie legen es direkt in eine Glut. Danach bürsten Sie es mit einer Drahtbürste ab.

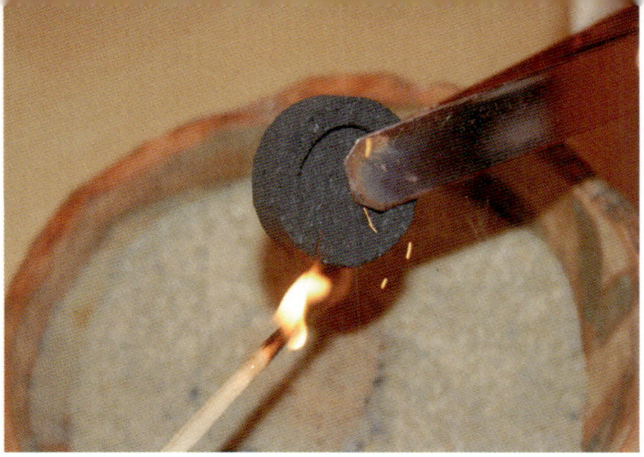
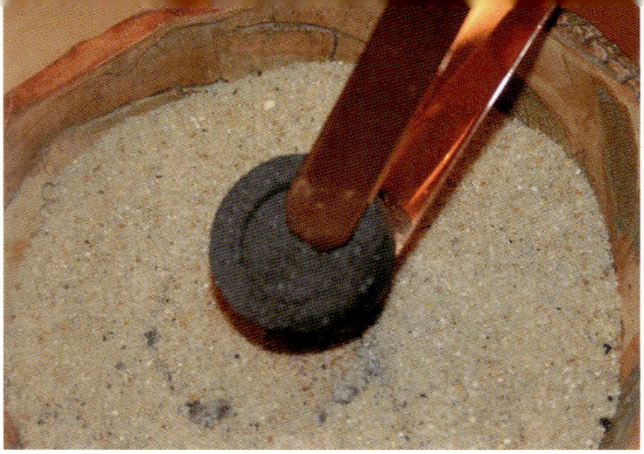
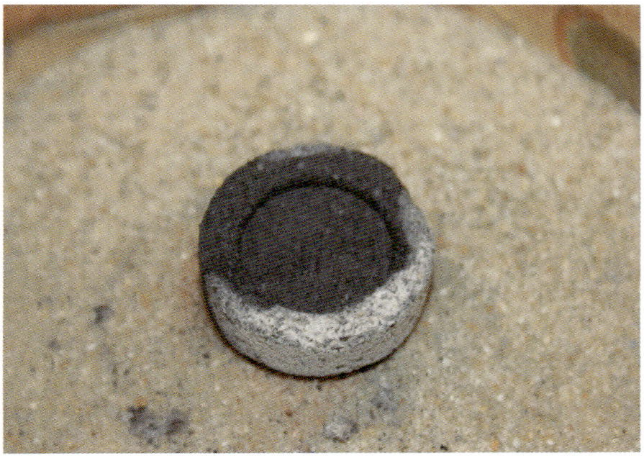
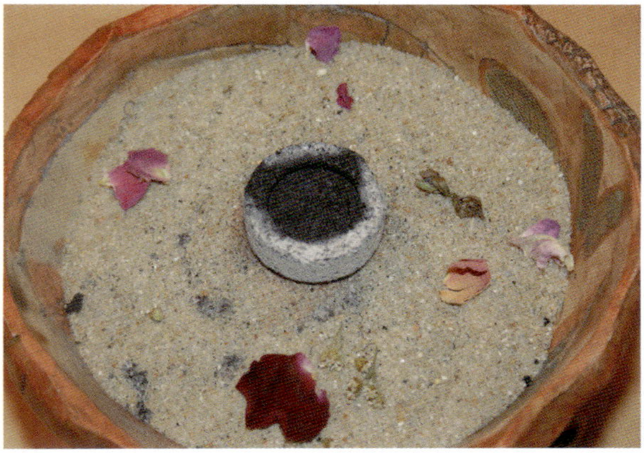
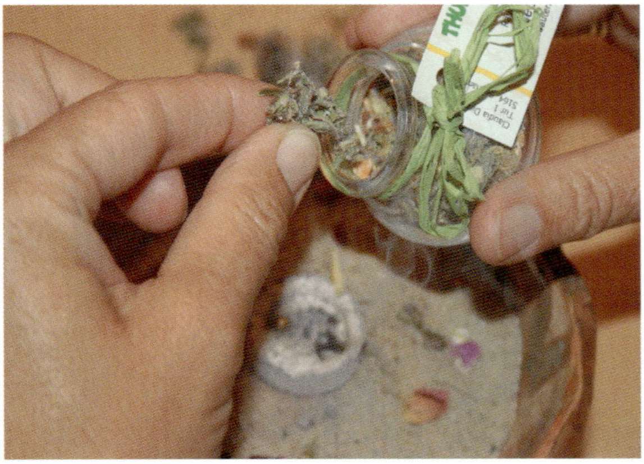
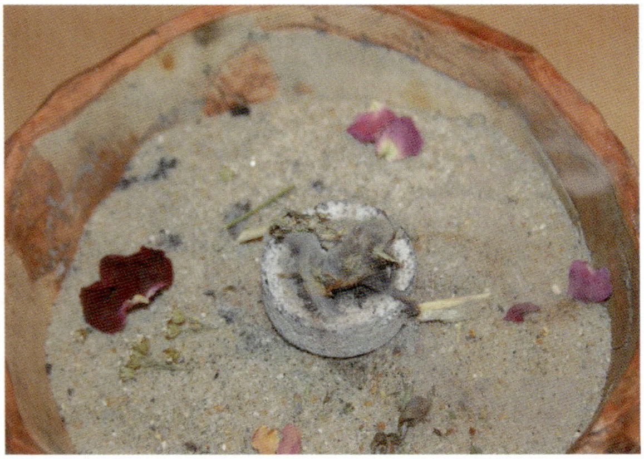
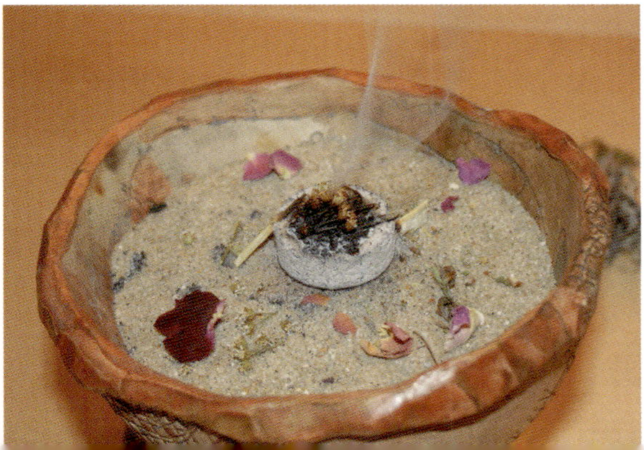
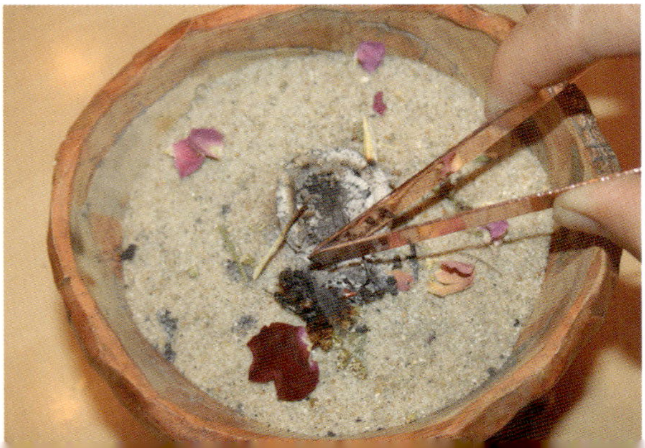

Sammeln und Trocknen

Sammelregeln

Das Wichtigste vorab: Ein achtsamer Umgang mit der Natur ist Voraussetzung. Pflanzen, die unter Naturschutz stehen, dürfen nicht gesammelt werden! Informieren Sie sich also vorab genau über die Pflanzen, die Sie sammeln wollen.
Selbstverständlich beim Sammeln sollte sein, dass man

1 Teil stehen lässt, damit sich die Pflanze versamen kann,
1 Teil für die Tiere lässt und nur
1 Teil sammelt.

Pflücken Sie die kleinere Pflanze und lassen Sie die kraftvolleren stehen, damit die stärkste Pflanze ihre Gene weitergeben kann. So sichern wir das Sammeln für das nächste Jahr.
Sammeln Sie nur so viel, wie Sie für sich selbst benötigen.
Man muss darauf achten, dass man die Eigentumsrechte der jeweiligen Grundbesitzer nicht stört. Idealerweise sollte man immer nachfragen, ob es erlaubt ist, zu sammeln.
Sammeln Sie nicht an Autobahnen oder anderen stark befahrenen Straßen, nicht in Industriegebieten, nicht an Feldrändern der intensiven Landwirtschaft (Pestizide, Spritzmittel) oder auf frisch gedüngten Wiesen.

Transport

Zum Sammeln von Kräutern bewährt sich ein durchlässiger Korb oder eine Leinen- oder Stofftasche, in denen das Sammelgut locker und luftig transportiert werden kann, sodass es nicht zu schwitzen oder gar zu verderben beginnt. Je kürzer der Transportweg, umso mehr Aroma bleibt erhalten.

Kräuter

Kräuter mit ätherischen Ölen erntet man am Vormittag. Meist wird nur das obere Kraut mit den Blüten verwendet. Der beste Zeitpunkt für die Ernte ist der Beginn

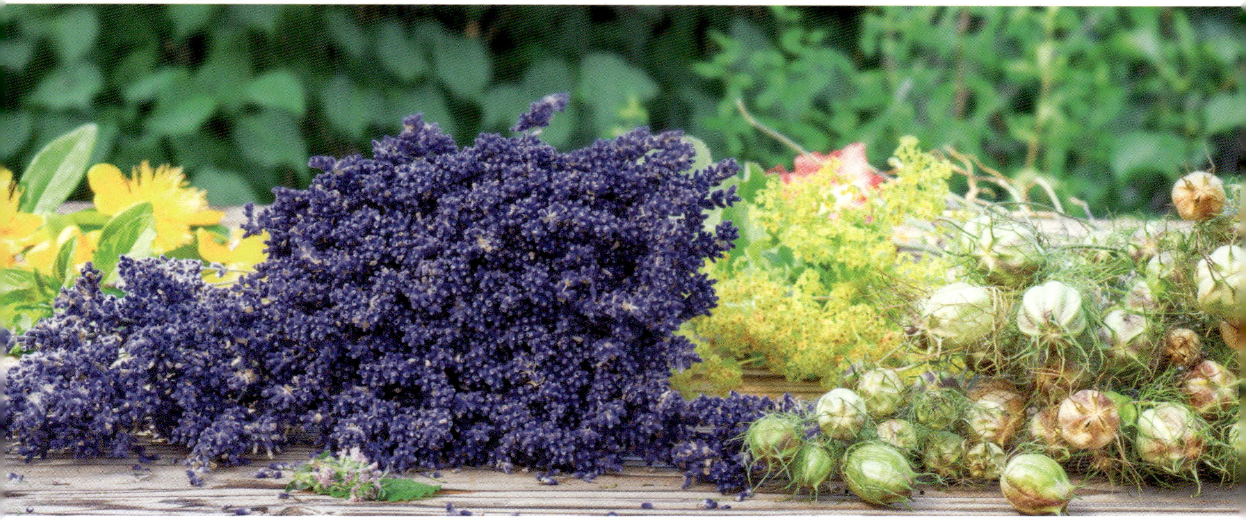

der Blütezeit, wenn noch nicht alle Blüten geöffnet sind. Bis zum Frauendreißiger (15. September) sollten alle oberirdischen Kräuter geerntet sein.
Nach einer langen Regenperiode ist unbedingt darauf zu achten, dass ein paar sonnige Tage folgen, bevor man zu ernten beginnt.

Wurzeln

Wurzeln werden im Herbst oder im Frühling gesammelt. Dafür muss man sie ausstechen, doch sollte man niemals die ganze Wurzel entnehmen. Die Pflanze soll ja wieder nachwachsen. Darüber hinaus muss man darauf achten, dass der verbleibende Wurzelstock wieder gut mit Erde abgedeckt ist.

Harze und Nadeln

Harze kann man das ganze Jahr über sammeln. Man nimmt, was der Baum freiwillig hergibt, am besten vom zwei- bis dreijährigen Harz. Man nennt dies auch „die Tränen der Bäume". Aber auf keinen Fall darf der Baum dafür beschädigt werden, denn er braucht sein Harz zum Wundverschluss.
Zum Verräuchern benutzen wir schon festes Harz. Sollte das Harz, dass Sie gesammelt haben, noch weich sein, dann lassen Sie es ein Jahr lufttrocknen.
Die Nadeln der Bäume können ebenfalls das ganze Jahr hindurch geerntet werden. Doch auch hier sollte man immer nur ein wenig nehmen, um den Baum nicht zu schädigen.

Trocknen

Zum Trocknen legen wir die Kräuter oder Blüten dünn ausgestreut auf ein Leintuch oder in Kartons, die man eventuell aufeinander stapeln kann. Oder man bindet sie direkt zu Räucherbüscheln zusammen und hängt sie an einem trockenen, luftigen Ort kopfüber auf. Das Kraut raschelt, wenn es ganz trocken ist. 20–30 °C ist die beste Trockentemperatur, um die ätherischen Öle nicht zu zerstören. In vielen Büchern wird bis 40 °C beschrieben, aber machen Sie selbst einen Versuch, z. B. mit der Zitronenmelisse. Stellen Sie fest, wie viel mehr Aroma sie nach der niedrigen Temperatur noch hat, als nach der höheren. Sie werden erstaunt sein, was das ausmacht.
Erst wenn alles ganz trocken ist, füllt man das Sammelgut in Gläser oder Schachteln mit Deckel. Bei den Schachteln sollte es sich um Schachteln für Lebensmittel handeln und nicht für Schuhe, die zum Beispiel imprägniert sind (Achtung Giftstoffe).
Die gesammelte Wurzel wird gründlich gereinigt und entweder im Ganzen zum Trocknen aufhängt oder zerkleinert getrocknet.

Lagerung

Wichtig für die Lagerung ist, dass Kräuter und Wurzeln immer lichtgeschützt, zimmerwarm und trocken aufbewahrt werden. Gelagert werden kann in Gläsern, die aber unbedingt in einem dunklen Raum stehen sollten, in Birkenrindendosen, in unbehandelten Kartons (keine Schuhkartons), in Papiersäckchen oder Porzellangefäßen. Plastikbehältnisse oder Metalldosen sollte man nicht verwenden. Letztere leiten die Kraft ab, Erstere verströmen Weichmacher. Kräuterbündel werden lichtgeschützt kopfüber aufgehängt.

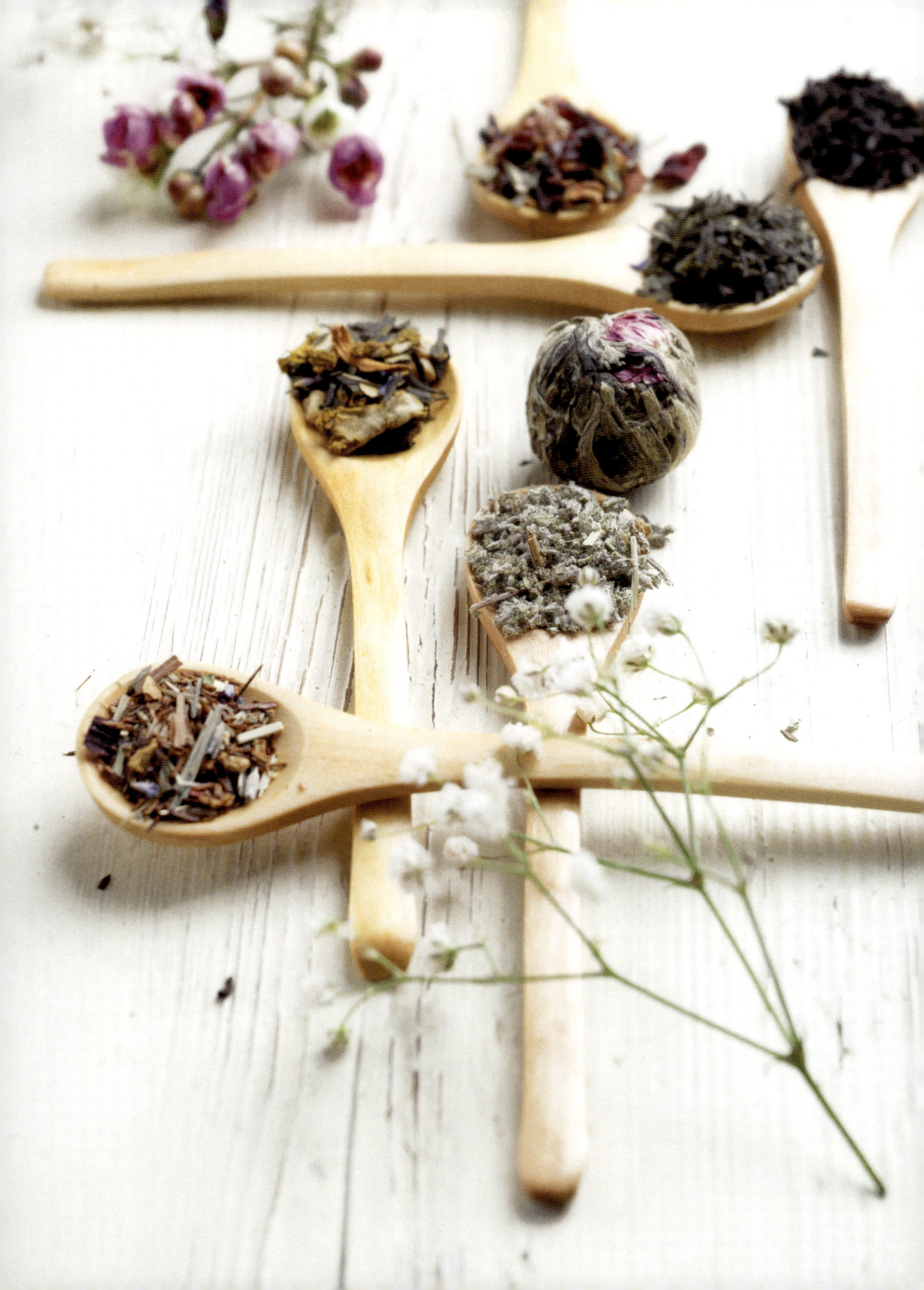

Wildkräuter ... zum Nachdenken

Plastiktüten sollte man nie zum Transport oder zur Aufbewahrung nutzen, doch als kurzfristige Unterlage können sie durchaus nützlich sein.

Wir bevorzugen für unser Räuchern wild wachsende Kräuter, die sich ihren eigenen Standort gesucht haben. Darum wachsen in unserem Bio-Naturgarten Kulturpflanzen und wilde Kräuter nebeneinander. Wie in der Natur außerhalb unseres Gartenzauns wachsen dabei immer die Pflanzen nebeneinander, die sich in ihrer Wirkung gut ergänzen.

So wie die Seele des Menschen in eine Familie hineingeboren wird, die sie sich aussucht, so sucht sich auch das Samenkorn seinen Platz zum Wachsen. Wildkräuter sind Pflanzen, die sich ihren eigenen Platz suchen, wie z.B. der Löwenzahn, der aus einer Mauerspalte wächst oder auf einem Weg. Er wird getreten, bekommt oft lange kein Wasser, er durstet, und trotzdem schafft er es, sich immer wieder von selbst aufzubauen und zu einer schönen Blume heranzuwachsen. Dabei nutzt er immer wieder eine Kraft aus sich selbst.

Das ist wie bei Menschen, die immer auf der Couch liegen, für die alles getan wird, die sich um nichts kümmern müssen. Diese Menschen würden wahrscheinlich langsam daran eingehen, aber wenn sie sich aufrichten und sich der Verantwortung stellen, nach einer Durststrecke wieder selber ums Wasser gehen, dann wächst daran auch der Mensch und steht bald wieder gerade und aufrecht da. Und später wird er sagen können: „Ohne diese Tiefen wäre ich heute nicht da, wo ich jetzt stehe." Auch jeder Sportler muss für seine Kraft und Ausdauer selber trainieren. Das kann ihm kein Trainer abnehmen.

Wildpflanzen machen ebensolche Höhen und Tiefen mit, sind oft kurz vorm Austrocknen, saugen aber dann aus eigener Kraft den Tau auf, eben jenes Wasser, das sie bekommen können, um schließlich wieder wunderschön dazustehen. Und diese besondere Kraft geben sie beim Räuchern an uns weiter.

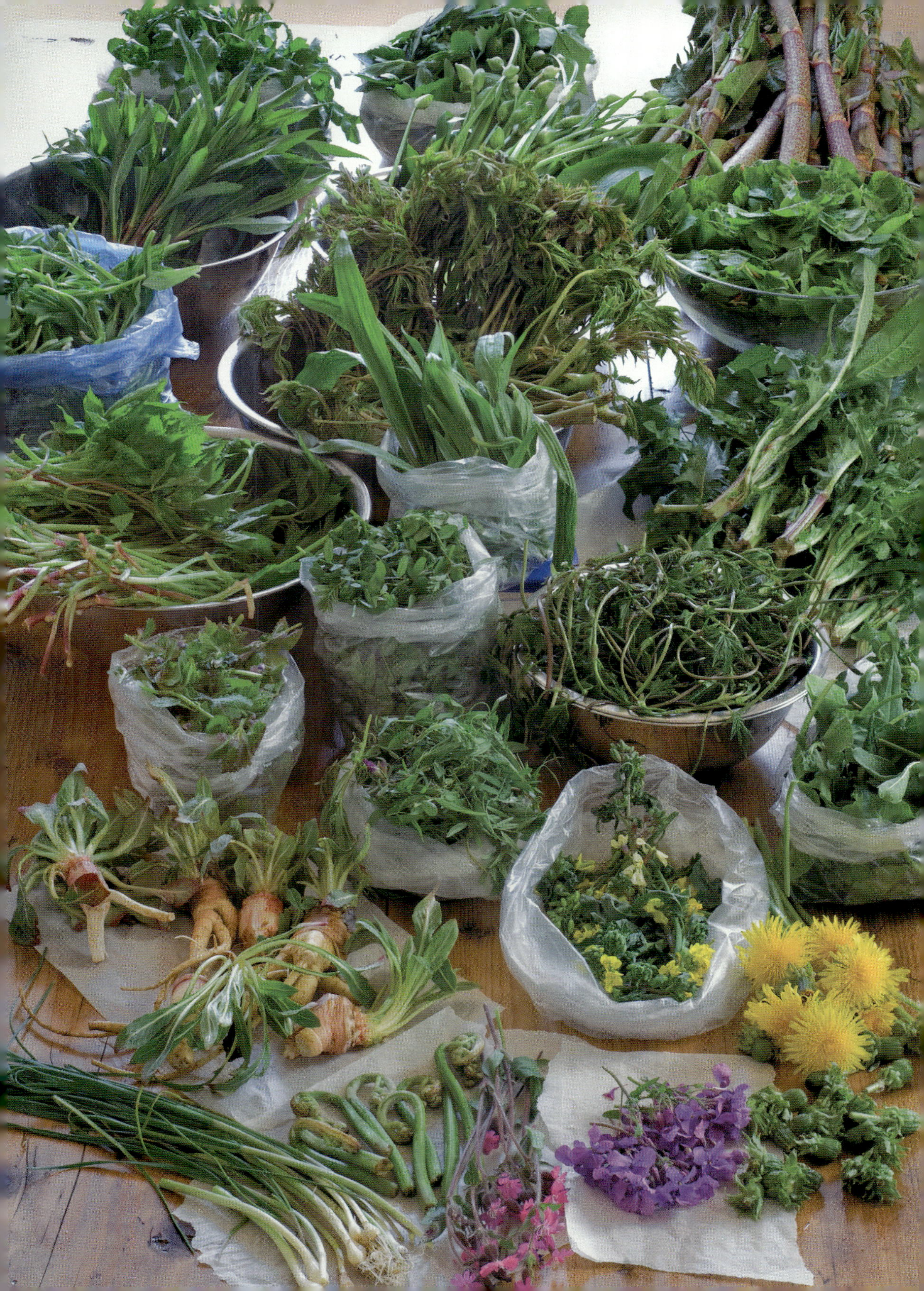

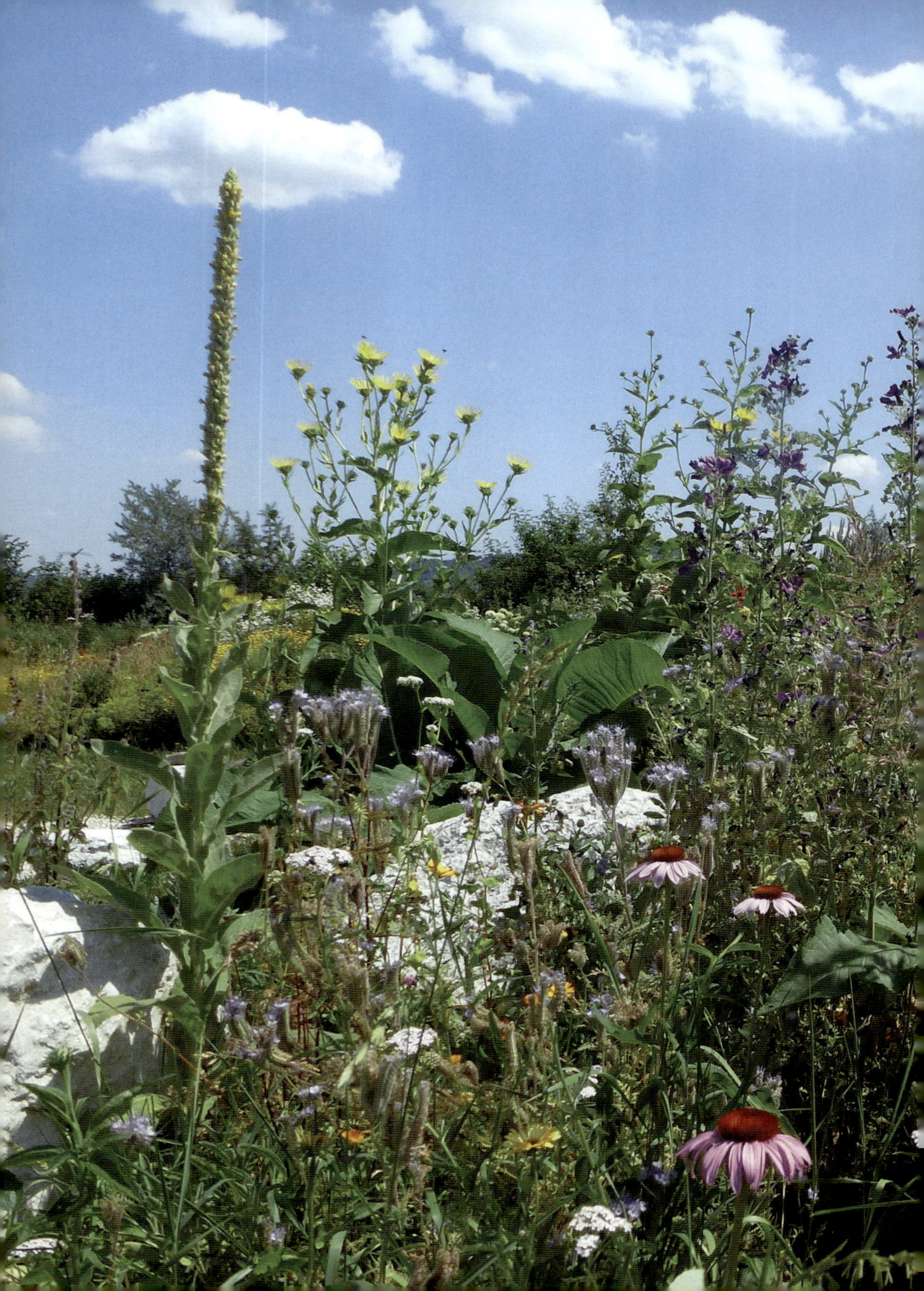

Pflanzenporträts –

GENAU HINGESCHAUT

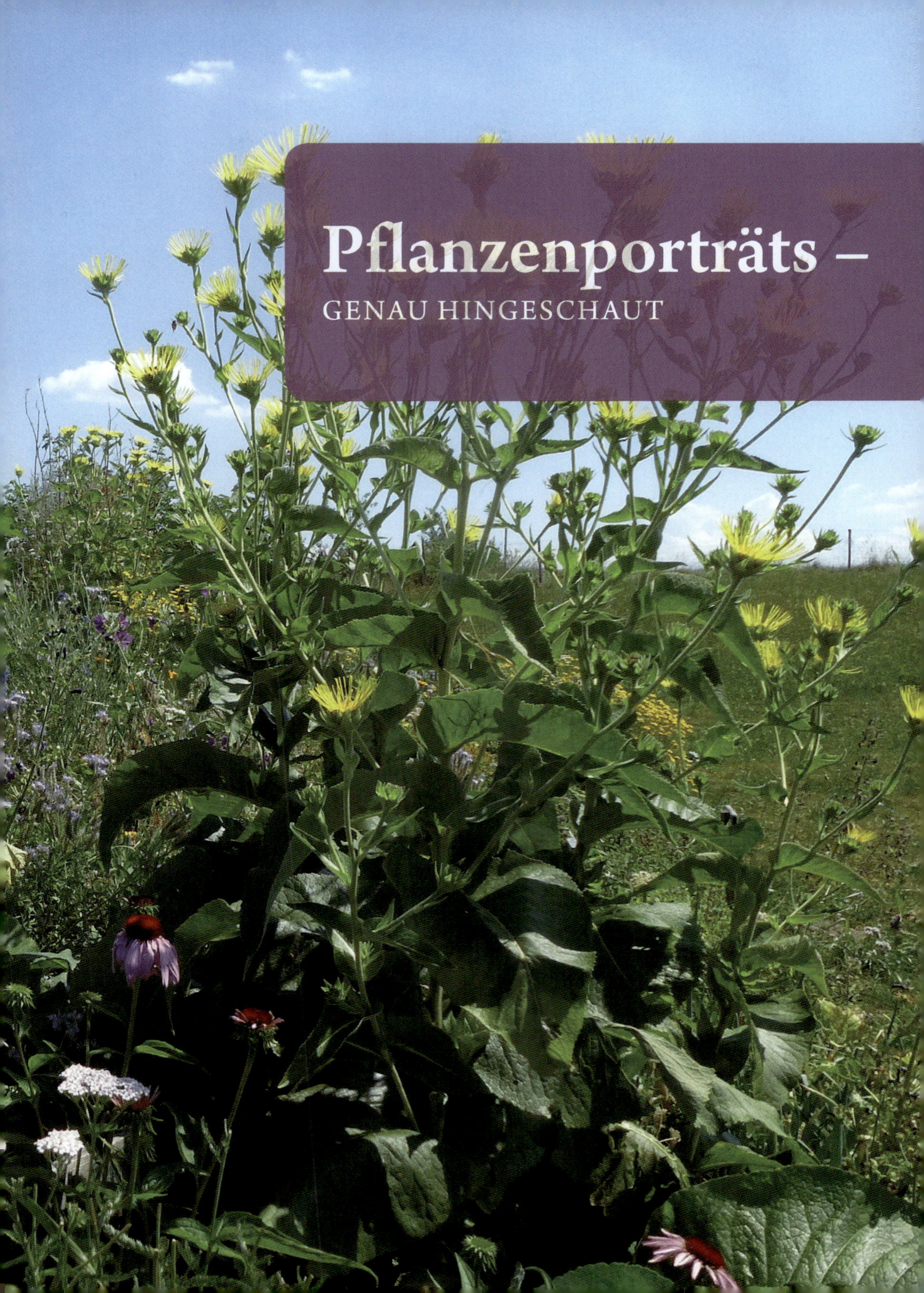

Pflanzenporträts

Immer schon verwendeten Menschen aller Kulturen auf der ganzen Welt die Pflanzen aus ihrer näheren Umgebung für Heilzwecke. Denn die Pflanzen, die um uns herum wachsen, schwingen gleich wie wir. Alles, was der Mensch braucht, wächst vor seiner eigenen Haustür. Leider ist unser Räucherbrauchtum mit der Zeit in Vergessenheit geraten, stattdessen hielten Räucherstäbchen und Co. Einzug bei uns. Umso mehr freuen wir uns, Ihnen nun 36 Pflanzenschätze aus und von heimischen Wäldern, Wiesen und Gärten vorstellen zu dürfen. Diese Schätze von nebenan sind in ihrer Wirkung allesamt einzigartig.

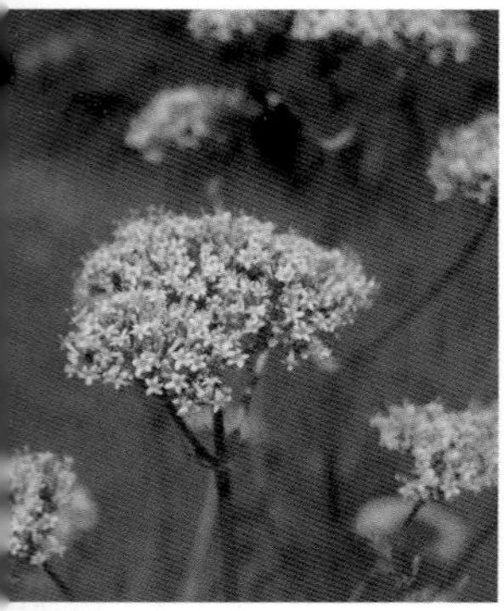

Echter Baldrian (*Valeriana officinalis*) – Familie der Geißblattgewächse

Volksnamen: Katzenkraut, Katzenwurz, Mondwurz, Marienwurz, Hexenkraut, Elfenkraut, Krampfkraut.

Wissenswertes: Valeriana leitet sich vom lateinischen „valere" ab, das stark sein, gesund sein bedeutet. Begegnet man dem Baldrian, so muss man innehalten, um ihn zu betrachten. Er beginnt sich scheinbar ohne Zutun zu bewegen. Die gefiederten Blätter schwingen auf und ab. Die Blüte schwingt sich hin und her und verströmt dabei einen sanft betörenden Duft. Dies hielt man früher für ein untrügliches Zeichen, dass Elfen sich seiner angenommen hatten. Darum auch der Name Elfenkraut. Baldrian gilt als Schutzkraut gegen alles Böse. Er vertreibt die Schwermut aus dem Herzen. Vor die Haustür gehängt, soll er vor Hexen schützen. Hängt man ein Baldriansträußchen an die Zimmerdecke, bewegte es sich, sobald jemand den Raum betritt. Hält es aber still, ist eine Hexe mit im Spiel, sagt der Volksglaube. Bereits in alten Zeiten war Baldrian ein Heilmittel gegen jegliche Unruhe, Angst und Abgespanntheit. Es war Allheilmittel und Aphrodisiakum zugleich. In der Volksmedizin wird Baldrian zur Beruhigung, zur Stärkung der Nerven eingesetzt, er verkürzt die Einschlafzeit und wird bei Kopflastigkeit angewendet.

Baldrian, Dost und Dill – kann die Hex' nicht, wie sie will.

Imker legten ein Stück Baldrianwurzel in leere Bienenstöcke, um ausschwärmende Bienen anzulocken. Katzen werden vom Baldrianduft regelrecht angezogen und fallen in eine Art Ekstase. Diese Wirkung hatte er auch auf Ratten, was sich die mittelalterlichen Rattenfänger zunutze machten. Sein unverwechselbarer Duft beruht auf den in ihm enthaltenen Alkaloiden, die wie ein Sexuallockstoff auf Katzen beiderlei Geschlechts wirken.

Baldrian ist eine heimische Wildpflanze. Man findet ihn in ganz Europa. Er bevorzugt feuchte Plätze, steht zumeist nahe am Wasser, an Bächen und auf feuchten Wiesen. Der Boden muss tiefgründig sein, der Standort sonnig bis halbschattig, weswegen man ihn auch in lichten Wäldern findet. Baldrian wird circa 0,5 bis 1,5 Meter hoch und hat weiße bis zartrosa Blüten. Der Duft des Wurzelstocks ist unverwechselbar penetrant. Die Wurzel ist außen braun und innen weißlich und hat viele Faserwurzeln. Die Blätter des Baldrians sind unpaarig gefiedert, seine Stängel gerillt.

Sammelzeit: Die zarten Blüten werden von Juni bis August gepflückt, am besten bei Vollmond, kurz bevor dieser voll erblüht ist. Die Wurzeln werden im Herbst oder Frühjahr gesammelt, sie werden abends oder frühmorgens ausgegraben.
Wirkung beim Räuchern: Baldrian erdet und holt aus einer verstrickten Gedankenwelt zurück, wenn man immer wieder dasselbe denkt, wenn Ereignisse immer wieder hochkommen. Wenn man zu viel im Kopf hat, sollte man sich mit Baldrian erden, damit man wieder klar denken kann.
Er bringt Licht in die Dunkelheit unserer Seele und wirkt als Schutz vor bösen Mächten.
Die Baldrianwurzel sollte wegen des penetranten Geruchs sparsam verwendet werden. Sie verleiht eine gewisse Leichtigkeit im Leben. Man nimmt nicht mehr alles so schwer. Auch gegen Unruhe, zur Geistesaustreibung und um Haus und Hof vor Verwünschungen zu schützen hilft ihr Rauch.
Die Baldrianblüte entspannt und beruhigt. Abends geräuchert fördert sie das Traumerleben. Man bekommt eine andere Sicht auf Dinge. Sie öffnet das Unbewusste, schirmt gegen negative Energie von außen ab. Sie unterstützt die Abwehr von allem Bösen und neutralisiert negative Schwingungen. Sie fördert die Intuition und öffnet die Augen für die Natur und ihre Wesen.

Bartflechte (*Usnea filipendula*) – Familie der Parmeliaceae

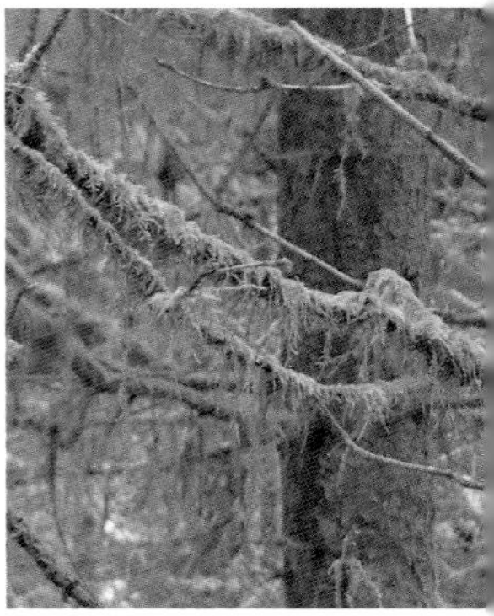

Volksnamen: Gewöhnlicher Baumbart, Baumflechte.
Wissenswertes: Die Bartflechte (Symbiose aus Pilz und Alge) findet man in höheren Lagen in den Bergen, wo die Luft am reinsten ist, denn sauren Regen vertragen sie nicht. Flechten wachsen sehr langsam und können Hunderte und in Einzelfällen Tausende von Jahren alt werden. Bartflechten sind grün-grauartige Haargewächse auf Bäumen und hängen wie der lange Bart eines alten Mannes von Fichten und Lärchen herab.
Wenn wir auf die Berge wandern, werden auch unsere Gedanken freier, wir können durchatmen und entspannen. Wenn man die Bartflechte genauer betrachtet, merkt man gleich die Zusammengehörigkeit mit Verflechtungen.
In der Volksmedizin wurden die Bartflechten wegen der in ihnen enthaltenen Usninsäure als natürliches Antibiotikum eingesetzt. Außerdem bei Erkältungen, Husten und Hautkrankheiten.

Wächst nur in niederschlagsreichen Höhenlagen ab 800 m mit bester Luftqualität. Dort wächst sie auf der Borke von Nadelbäumen oder Birken. Sie wird bis zu 30 cm lang und ist grau- bis gelbgrün. Die Hauptäste der Flechte zeigen wenige Verzweigungen. Die waagerecht abstehenden, dünnen Nebenäste lassen sie wie eine Fischgräte aussehen.

Sammelzeit: Da die Bartflechten streng unter Naturschutz steht, dürfen sie nicht vom Baum genommen werden! Nur was auf dem Boden liegt, darf gesammelt werden. Dazu ein besonderer Tipp meiner TEH-Kollegin und Jägerin Silke Stöckl: „Warte bis zum Vollmond, dann fällt die Bartflechte von selbst von den Bäumen."
Wirkung beim Räuchern: Die Bartflechte löst Verflechtungen aus unserem Kopf oder auch Verflechtungen in unserem Familiensystem. Sie hilft bei Kopflastigkeit, gegen Erkältungen und Husten, gegen negative Einflüsse. Sie reinigt, stärkt, wirkt schützend und segnend.

Beifuß (*Artemisia vulgaris*) – Familie der Korbblütler

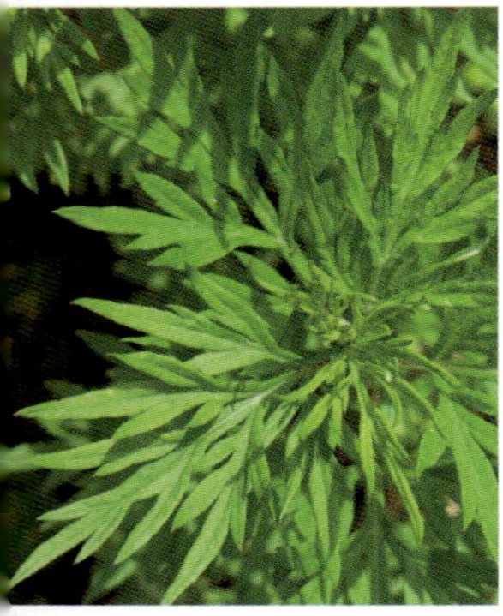

Volksnamen: Gänsekraut, wilder Wermut, Frauenkraut, Mugwurz, Sonnwendkraut, Johannisgürtel, Moxakraut, Besenkraut, Donnerkraut, Fliegenkraut, Mutterkraut, Weiberkraut.
Wissenswertes: Der Beifuß ist eine der wichtigsten und ältesten Räucher- und Heilpflanzen der nördlichen Halbkugel, ganz besonders für die Frau. Bereits vor 60- bis 70 000 Jahren legten unsere Vorfahren, die Neandertaler, Beifuß mit in die Gräber ihrer Verstorbenen. Beifuß galt von jeher als Schutz-, Heil- und Zauberpflanze für Mensch und Tier und wurde besonders als Räucherbüschel gerne verwendet. Der Beifuß ist so unscheinbar, dass so mancher achtlos an ihm vorbeiläuft. Er wächst „bei Fuß", wie der Name schon sagt, am Wegrand eben. Selbst an von negativen Energien belasteten Stellen.
Diese große Heilpflanze hilft vom Mädchenalter bis zum alten Weib bei typischen Frauenbeschwerden. Zur Sommersonnenwende sprangen die Frauen mit einem geflochtenen Beifußgürtel um die Hüften über das Feuer. Zum Abschluss dieses alten Fruchtbarkeitsrituals warf man den Beifußgürtel dann ins Feuer. Beifuß stärkt das Weibliche und bringt ganz allgemein alles in Fluss. Doch Beifuß wirkt auch wehenfördernd. Das heißt, man sollte ihn nicht während der Schwangerschaft verwenden. Jedoch wurde er von den Hebammen zur Geburtseinleitung und leichteren Austreibung der Nachgeburt verwendet.
Äußerst angenehm ist seine wärmende und entkrampfende Wirkung auf den Unterleib. Getrockneter Beifuß kann in einem Mörser zu Beifußwolle – auch Moxa genannt – zermahlen werden, welche man ohne Kohle anzünden kann. Das glühende Kraut bzw. die Beifußwolle hält man zur Linderung über schmerzende Körperstellen. Fährt man damit die Meridiane ab, kommen die Energien wieder zum Fließen.
Nach einem schweren Essen, einem Gänsebraten beispielsweise, kann man sich die verdauungsfördernde Wirkung des Beifußes zunutze machen. Daher auch sein Beiname Gänsekraut.
Um den Fuß gebunden zeigt Beifuß seine Wirkung bei Schmerzen in den Beinen. Bei langen Märschen, empfiehlt es sich, Beifußblätter unter die Fußsohlen zu legen. Durch die Wirkung des Beifußes kann man länger gehen und wird nicht so schnell müde.
Allergiker sind oft geplagt durch die Blütenpollen des Beifußes.

Man findet Beifuß fast überall, an Bahndämmen, auf Schuttplätzen, aber auch auf stickstoffreichen Böden. Die Pflanze wird gut 1,5 m hoch, hat kleine, leicht gelbliche, silbrige Blüten auf Rispen. Die Stängel sind kantig, grün bis rötlich. Die Unterseiten der wechselseitig stehenden Blätter sind silbrig-grau, weswegen die ganze Pflanze grüngrau schimmert. Die Blütezeit des Beifußes ist von Juni bis Oktober.

Sammelzeit: Während der Blüte wird das obere Kraut mit den noch geschlossenen Blüten geerntet. Ein magischer Sammelzeitzeitpunkt ist die Sommersonnenwende.
Wirkung beim Räuchern: Verräucherter Beifuß gibt Schutz, Segen und Reinigung. Er bringt die innersten Gefühle und Gedanken, die in einem schlummern, zum Vorschein.
Es ist das Kraut des Loslassen und der Veränderungen und wird deshalb gerne bei Übergangsritualen eingesetzt. Beifuß hilft beim Trauerprozess. Er fördert die Intuition und macht Mut für Veränderungen.
Das Verräuchern von Beifuß vertreibt Fliegen, Ameisen und Motten.
Nicht in der Schwangerschaft räuchern!

Angelsächsischer Kräutersegen aus dem 11. Jahrhundert
Erinnerst du dich, Beifuß, was du verkündest,
was du anordnest in feierlicher Kundgebung?
Una heißt du, das Älteste der Kräuter.
Du machst gegen Drei und gegen Dreißig,
du machst gegen Gift und gegen Ansteckung,
du machst gegen das Übel,
das über das Land dahinfährt.

Einjähriges Kanadisches Berufkraut (*Erigeron canadensis*) – Familie der Korbblütler

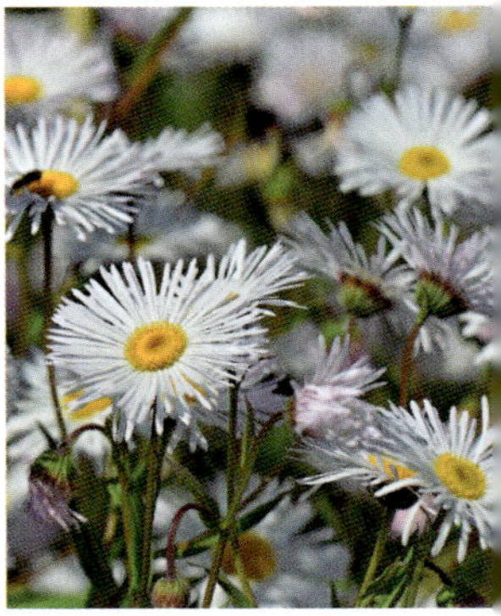

Volksnamen: Weißes Berufkraut, Berufskraut, Feinstrahl, Dürrwurz, Katzenschweif, Hexenkraut.
Wissenswertes: Der Namensteil „Beruf" kommt von berufen, behexen, beschreien, denn das Berufkraut wurde früher gegen Berufen und Beschreien eingesetzt, gegen Hexen, böse Geister, gegen den bösen Blick, böse Anfeindungen, gegen böse Mächte im Allgemeinen. In der Johannisnacht wurde Berufkraut gesammelt und in die Zimmer im Haus und in den Stall gehängt, als Schutz gegen Hexerei. Kleinen Kindern wurde Berufkraut zum Schutz in die Wiege gelegt. Die getrockneten Wurzeln des Berufkrauts sind spitz wie Nadeln. Diese hängten sich unsere Vorfahren gerne als Amulett um den Hals, um sich zu schützen. In Österreich band man früher gar Verrückten Berufkraut um die Stirn, um sie damit zu heilen. Indianer verwendeten Berufkraut zur Insektenabwehr.

So wie das Berufkraut sich selbst durch starke Spritzmittel nicht beeinflussen lässt, weil es ein Schutzschild aufbaut, so zeigt es diese Wirkung auch bei uns. Der Schutzschild hält Negatives von uns fern. Man geht seinen Weg, legt eine neue Stärke an den Tag, richtet sich auf, Unsicherheit, Unbefangenheit, Ängste (auch Verlustängste) verfliegen.
Was früher Berufen oder Beschreien genannt wurde, nennen wir heute Mobbing. Man wird von seinen Kollegen oder Chefs schikaniert, leidet unter bösen Anfeindungen und falschen Aussagen. Durch das Räuchern von Berufkraut wird man wieder gelassener, baut sich ein Schutzschild auf und wehrt das von außen Kommende ab. Es ist auch einen Versuch wert, im Büro bzw. den Arbeitsplatz mit Berufkraut zu räuchern. Doch Obacht auf den Brandmelder an der Decke. Hier eignet sich ein Stövchen am besten zum Räuchern.
In der Volksheilkunde ist das Berufkraut wenig bekannt und wird selten verwendet, da es erst im 17. Jahrhundert zu uns kam und heimische Pflanzen in ihrer Heilwirkung weitaus wirkungsvoller waren.

Heute gibt es Berufkraut bei uns nahezu überall, in Gärten, auf Schuttplätzen, Brachland und an Bahndämmen. Selbst auf intensiv bewirtschafteten Äckern lässt sich Berufkraut nicht durch Spritzgifte kleinkriegen. Es ähnelt einem großen Gänseblümchen und wird 0,1 m bis 1,5 m hoch. Seine Blätter stehen wechselständig und sind behaart. Die Pflanze ist stark verzweigt. Die Blüten können weiß sein oder gelblich bis leicht rötlich schimmern – ähnlich dem Gänseblümchen. Die Blätter schmecken scharf.

Sammelzeit: Von Juli bis Oktober, während der Blüte, wird das obere, blühende Kraut geerntet.
Wirkung beim Räuchern: Berufkraut wirkt schutzaufbauend, tut der Seele gut, hilft aufrecht zu stehen, gegen Verzauberung, aber auch gegen Ungeziefer, wie z.B. Flöhe. Es hilft bei Neid, Mobbing, Beschreien und bösen Blicken. Während des Räucherns soll man es anrufen, es möge einem beistehen.

Schwarzes Bilsenkraut (*Hyoscyamus niger*) – Familie der Nachtschattengewächse

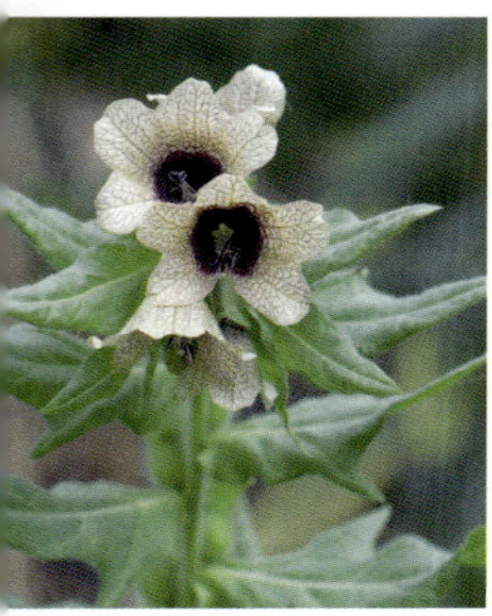

Volksnamen: Hexenkraut, Zahnwehkräutl, Schlafkraut, Teufelsauge, Teufelswurz.
Warnhinweis: giftig!
Wissenswertes: Das Bilsenkraut ist eine sehr alte Zauber- und Arzneipflanze. Bei den Germanen war sie dem Gott Thor, dem Gott des Donners, geweiht und wurde auf heiligen Feldern, den sogenannten Heiläckern, angebaut. Da die Menschheit seit jeher auf der Suche nach Antworten ist, spielten Orakelpflanzen wie Bilsenkraut und Alraune stets eine große Rolle. Man benutzte sie, um in die Zukunft zu schauen, aber auch um mit der Ahnenwelt Kontakt aufzunehmen. Bilsenkraut war ein wichtiger Bestandteil von Hexenflugsalben, denn es wurde ihm außerordentlich magische Kraft zugesprochen. Schmierten sich die „Hexen" empfindliche Hautstellen mit einer bilsenkrauthaltigen Salbe

ein, setzte bald ein rauschartiger Zustand oder Schlaf ein, während dessen sie im Geiste flogen. Um vom „Flug" wieder runterzukommen, half den Hexen Gänsefingerkraut. Ein lebensgefährliches Wechselspiel und daher nicht zur Nachahmung empfohlen.
In geringen Dosen geräuchert wurde Bilsenkraut als aphrodisierendes Mittel für Liebesräucherungen eingesetzt. Bilsenkraut war bis zur Verkündung des bayerischen Reinheitsgebots 1516 ein wichtiger Bierzusatz, denn es macht einen trockenen Mund und großen Durst. In den großen Badehäusern machten sich unsere Vorfahren seine enthemmende Wirkung zunutze, indem sie seine Samen auf die Ofenplatte streuten. Danach machte den auf engstem Raum Badenden ein unfreiwilliger Körperkontakt nichts mehr aus.
Obwohl das Bilsenkraut eine sehr giftige Pflanze ist, gehört es in der Medizin zu den ältesten Schmerzmitteln – daher der Name Zahnwehkräutl im Volksmund – und wurde früh als Schlaf- und Narkosemittel verwendet. Aufgrund seiner entspannenden Wirkung auf die Lunge, wurde Bilsenkraut Asthmazigaretten beigemischt.

Bilsenkraut ist sehr selten geworden und steht unter Naturschutz, deswegen sollte man es nie in der freien Natur sammeln. Es lässt sich aber ganz leicht aus Samen ziehen, die man in ausgewählten Gärtnereien bekommt.
Schwarzes Bilsenkraut ist einjährig, mag es sonnig und wächst auf Waldlichtungen und auf Schuttplätzen, auf stickstoffreichen, lockeren Böden. Es ist zottig klebrig behaart und verströmt einen unangenehmen, modrigen, animalischen Geruch. Die Pflanze erreicht eine Höhe von 30–80 cm. Ihre Blätter sind länglich bis eiförmig. Die Blüten sitzen auf den Blattachsen, zeigen sich von Juni bis Oktober und sind nur auf eine Seite ausgerichtet. Sie sind glockenförmig, die Blütenmitte ist violett gefärbt und auch die Staubbeutel sind in dieser Farbe geadert.

Sammelzeit: Zum Räuchern verwendet man das Kraut und die Samen. Das Kraut wird geerntet, wenn das Bilsenkraut in voller Blüte steht. Die Samen gewinnt man im Herbst, wenn das Kraut verblüht und die Samenkapseln fest sind.
Wirkung: Das schwarze Bilsenkraut ist aufgrund seines Gehalts an Tropanalkaloiden sehr giftig. Es wirkt bewusstseinsverändernd und eine Überdosierung ist unbedingt zu vermeiden. Deswegen sollte man beim Verräuchern immer nur geringe Mengen verwenden und stets bei geöffneten Fenstern räuchern. Auf keinen Fall bei Kindern, in der Schwangerschaft oder neben labilen Menschen anwenden.
Bilsenkraut fördert den Kontakt zu Naturwesen und den Ahnen und ist eine wichtige Orakelpflanze. In geringen Mengen ist Bilsenkraut zudem ein wunderbares Aphrodisiakum, denn es entspannt und entkrampft und lässt den Liebesakt zu einem besonderen Ereignis werden.

Paracelsus, 1493–1541
Alle Dinge sind Gifte und nichts ist ohne Gift, allein die Dosis macht's, dass ein Ding kein Gift ist.

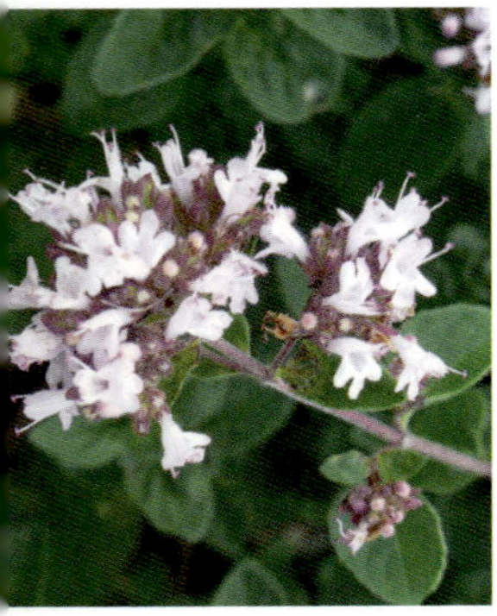

Dost (*Origanum vulgare*) – Familie der Lippenblütler

Volksnamen: Oregano, Origano, Dorant, Dosten, wilder Dost, wilder Majoran, Ohrkraut, Maran, Müllerkraut, Bettstrohkraut, Frauendosten, Berghopfen, gemeiner Dost, Wohlgemut.
Wissenswertes: Dost vertreibt Kummer und Sorgen, richtet einen auf und macht fröhlich, darum der alte Name „Wohlgemut".
Legt man ihn vor einer Geburt als „Bettstrohkraut" in die Matratze ein, schützt er Mutter und Kind. Früher wurde Dost an die Fenster und vor Stall und Scheune gehängt, damit das Böse nicht ins Haus kam. Er ist bis heute ein wichtiger Bestandteil des Kräuterbuschen zu Mariä Himmelfahrt. Trägt man den Dost bei sich, so haben Hexen und der Teufel keine Macht über einen. Verzaubertem Vieh gab man deshalb Dost zu fressen. Er ist ein sehr schützendes Kraut, sodass man früher sagte: „Vor Dost hat selbst der Teufel Schiss."
Dost ist ein Allrounder in der Volksheilkunde, denn er wirkt gegen Blähungen, Durchfall, Krämpfe, Nervenschwäche, Appetitlosigkeit, Galleschmerzen, Bronchitis, Magenschmerzen oder in Keuchhustenbädern. Für Babys wird er gerne als Salbe bei Blähungen und Schnupfen zubereitet. Epileptiker profitieren vom Duft des Dostes.
Um Ungeziefer wie Flöhe, Ameisen usw. fernzuhalten, wurde er in die Strohmatratze mit eingelegt.

Dost wächst an sonnigen Plätzen auf nährstoffreichen Böden. So findet man ihn auf Almen bis 1800 m und an Wegrändern. Zerreibt man die Blätter zwischen den Fingern, erinnert der scharfe, kräftig würzige Duft an Pizza. Er hat hellviolette Blüten und wird ca. 50 cm hoch. Die Pflanze ist krautig, hat behaarte Stängel, seitliche Stängelaustriebe und eiförmige Blätter, die spitz zulaufen.

Sammelzeit: Gesammelt wird von Juni bis September, kurz bevor alle Blüten geöffnet sind. Dafür das Kraut 10 cm über dem Boden abschneiden. Verwendet wird das obere Kraut mit den Blüten.
Wirkung beim Räuchern: Dost beschützt vor allen negativen Energien, reinigt und harmonisiert zugleich. Er ist nervenstärkend, verleiht Mut und Ausdauer. Er stärkt den Glauben an sich selbst und ist dabei hilfreich gegen Mobbing und Energieräuber aller Art. Es ist wie ein Schutzschild, den man aufbaut. Man lässt nichts mehr an sich ran, und bestehende Anspannungen werden gelöst. Man erkennt die wahren Absichten anderer Menschen, erkennt Schwindler oder falsche Freunde.

Alte Sprüche

Nimm Dosten und Johannisblut, die sind für alle Krankheiten gut.

Hättest du nicht Dorant und Dosten, tät's dich dein Leben kosten.

Efeu (*Hedera helix*) – Familie der Araliengewächse

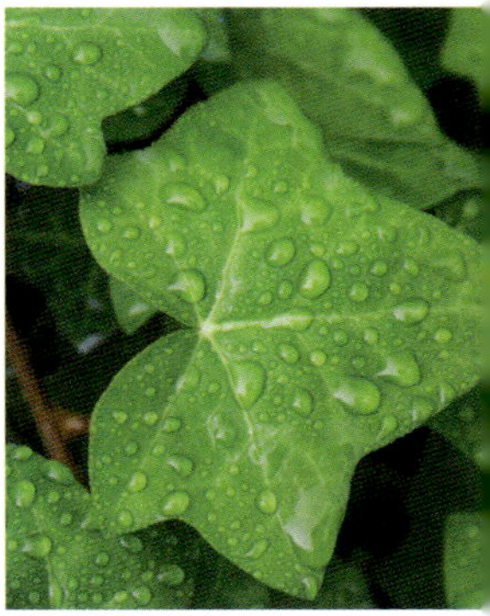

Volksnamen: Eppig, Ewigheu, Mauerepich, Baumteppich, Hühneraugenkraut, Totenranke, Wintergrün, Waldeppig, Ewigneu.
Warnvermerk: giftig!
Wissenswertes: Für unsere Vorfahren hatte der Efeu ganz besonders starke Kräfte. Als Symbol für die Unsterblichkeit galt er als Verbindung von Himmel und Erde. Er wurde gerne auf Friedhöfen gepflanzt und zum Sinnbild für das ewige Leben. Die Triebe des Efeus streben nach oben, und so wie der Efeu sich festhält, so gibt er auch in einer Beziehung Halt. Was er festhält, lässt er nicht mehr los, drum war er das Mittel der Wahl für ewige Treue. So wie die Pflanze dem Himmel entgegen wächst, so wächst auch die Liebe. Darum bekamen Brautpaare in Griechenland vom Pfarrer eine Efeuranke geschenkt, als Symbol für Treue und ewige Liebe.
Gerne wächst Efeu dank seiner Haftwurzeln auf Hausmauern und an alten Gemäuern empor und verleiht ihnen dabei etwas Mystisches bis Märchenhaftes. Der Glaube, Efeu brächte Unglück ins Haus, kommt daher, dass er gerne auf Störzonen wie Wasseradern und Erdverwerfungen wächst und auf diesen zu wohnen bekanntlich nicht angenehm ist. Zur Vorbeugung bei mittelalterlichen Trinkgelagen hängte man sich einen Efeukranz um. Er sollte einen kühlen Kopf bewahren und den Rausch verhindern.
In der Volksheilkunde wurden die Blätter des Efeus für Tees benutzt, die bei Husten, Engegefühl, zum Abhusten und bei Asthma angewandt wurden.

Efeu ist eine ausdauernde immergrüne Pflanze, die erst im Herbst, von August bis Oktober, zu blühen beginnt. Die Früchte reifen im Dezember. Seine Blüten sind gelblich-grün, die Blätter dunkelgrün glänzend und drei- bis fünflappig. Efeu kann bis 30 m hoch werden, wächst aber auch als Bodendecker. Seine Beeren sind mattschwarz.

Sammelzeit: Geerntet werden die Blätter. Die beste Zeit hierfür ist der Herbst. Beim Pflücken der Blätter kann es zu Hautausschlag kommen, darum sollte man dabei Handschuhe tragen.
Wirkung beim Räuchern: Verräuchert man Efeublätter, so wirken sie erdend. Sie geben Halt in schweren Zeiten. So wie die Efeuranke eine alte Mauer verdeckt, hilft sie uns über das Verräuchern, schlechte Gewohnheiten aufzulösen. Gefühle, um die wir einen Schutzmantel gelegt haben, die wir zugedeckt haben, wie der Efeu eine Mauer zudeckt, werden umgekehrt aufgedeckt und gelöst.

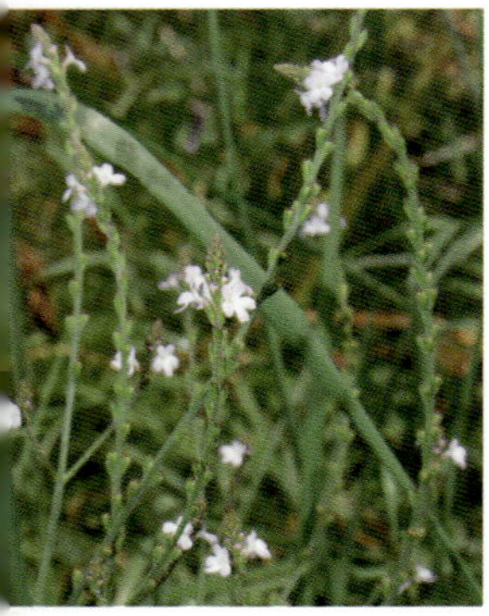

Eisenkraut (*Verbena officinalis*) – Familie der Eisenkrautgewächse

Volksnamen: Isenkraut, Stahlkraut, Druidenkraut, Katzenkraut, Heiligenkraut, Geldkraut, Wundkraut, Wunschkraut, Verbena, Zauberkraut.
Wissenswertes: Eisenkraut ist eine mächtige Schutz-, Heil- und Zauberpflanze und sollte nicht mit der Zitronenverbene verwechselt werden. Bereits bei den keltischen Druiden war das Eisenkraut als Zaubermittel bekannt. Es ließ sie in die Zukunft schauen und gehörte mit in die berühmten Hexenflugsalben. Der Schmied gab Eisenkraut ins Löschwasser zum Härten der eisernen Waffen. Fußböden wurden mit Wasser gewischt oder eingesprengt, in das man Eisenkraut gegeben hatte, zum Schutz vor dem Bösen. Auch nach Blutvergießen, Wochen- oder Sterbebett wurde mit Eisenkrautwasser (Eisenkraut eingelegt in geweihtes Wasser) gereinigt. Zum Schutz vor Gewittern und Blitzeinschlägen wurden Eisenkraut und Johanniskraut auf der heißen Herdplatte verräuchert. Dabei sprach man: „Eisenhart und Hartenau – brennt an, dass sich das Wetter stau!" Vermittler und Friedensstifter trugen Eisenkraut bei sich, denn dadurch erkannten sie die wahren Absichten ihres Gegenübers und konnten so erfolgreich zwischen Kriegsparteien vermitteln. Danach wurden Friedensverträge mit dem Eisenkrautstängel besiegelt. Man wird offener für die Interessen anderer, schaut auf Gerechtigkeit und man kann insgesamt besser verhandeln. Man nennt das Eisenkraut deswegen auch Diplomatenkraut. Es hilft, bei mündlichen Prüfungen die richtigen Worte zu finden, ebenso bei Gehalts- oder Gerichtsverhandlungen, und Kinder lernen leichter, denn es hilft gegen Ängste und Unsicherheit.
Für Liebeszauber wurde Eisenkraut verwendet, denn es macht die Liebe heiß wie Eisen. Eisenkrautwurzel als Amulett getragen macht beliebt, und Frauen steckten es ihrem Liebsten unter die Rüstung, um ihn vor Verwundungen zu schützen. Denn es war eines der wichtigsten Wundkräuter, insbesondere für Wunden, die durch Eisenwaffen herbeigeführt wurden. In der Volksheilkunde ist es ein Universalmittel: bei Nervenschmerzen, Erschöpfungszuständen, Krämpfen. Es reinigt Leber, Milz und Nieren, hilft bei Schlaflosigkeit, Husten und Gicht. Eisenkrautblüten werden unter dem Namen „Vervaine" auch in der Bachblütentherapie eingesetzt.

Eisenkraut ist eine recht anspruchslose Pflanze und wächst selbst an Wegrändern und auf Brachland. Ihre Stängel sind vierkantig und stehen aufrecht. Die blasslila Blüten sind klein und unscheinbar. Die Pflanze wird an sonnigen Standorten bis 70 cm hoch und ist so unscheinbar, dass man sie im Vorbeigehen oft gar nicht wahrnimmt. Nur wenn man genau hinschaut, sieht man die einzelnen, robusten Stängel mit den filigranen wunderschönen Blüten.

Sammelzeit: Das blühende Kraut wird von Juni bis September geerntet. Der magische Zeitpunkt für die Ernte der Wurzel ist der abnehmende Mond und der Neumond im August.
Wirkung beim Räuchern: Eisenkraut wurde zum Schutz verräuchert und um in die Zukunft zu schauen. Es ist ich-stärkend und gibt innere Ruhe, hilft bei Ängs-

ten und Unsicherheit. Wenn man erschöpft, müde und ausgelaugt ist, bringt es wieder Schwung. Es macht diplomatisch und sympathisch.
Es zeigt auch gute Wirkung gegen negative Schwingungen in Häusern.

Holunder (*Sambucus nigra*) – Familie der Geißblattgewächse

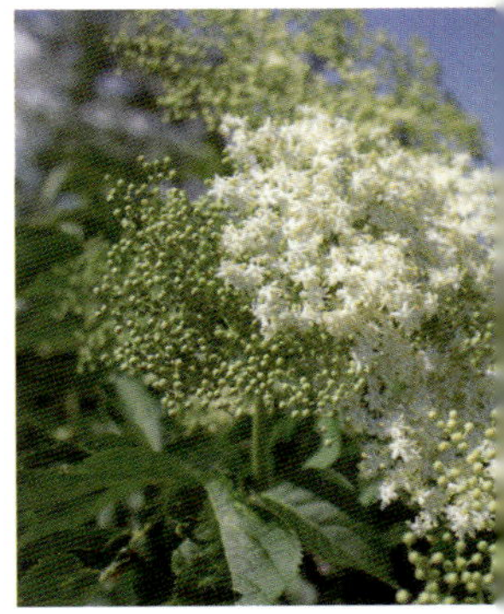

Volksnamen: Alhorn, Elhorn, Flieder, Fliederbeere, Fliederblüte, Holler, Schwarzholder.
Wissenswertes: Er ist den Menschen wohlgesonnen und findet seinen Weg meist von allein zu ihnen. Es ist ein großes Glück, wenn er sich beim Haus ansiedelt, denn er gilt seit jeher als Sitz aller beschützenden Hausgeister.
Er hat eine schützend heilende Kraft für Mutter und Kind bei und nach der Geburt. Wurde ein Kind geboren, schüttete man sein erstes Badewasser an den Holunderbusch, sodass es von Krankheit verschont bliebe. War man selbst krank, konnte man die Krankheit dem Holunderbusch übergeben. Zudem war der Hollerbusch wie eine Hausapotheke, denn alle Teile des Hollers, von der Blüte bis zur Beere, Blätter, Wurzeln und Äste konnte man für Heilzwecke verwenden. So ist es nicht verwunderlich, dass man den Hollerbusch nicht achtlos und ohne zu fragen umschneiden darf, denn so etwas bringt großes Unglück über das Haus und einen selbst.
Der Holunder gilt als der Bewahrer des Tors zur Anderswelt, weswegen er mancherorts auch auf Friedhöfen gepflanzt wurde. Darum schlafe nie unter einem Hollerbusch, denn das würde eine unruhige Nacht. Seine weißen Blüten und schwarzen Beeren symbolisieren ebenso die Geburt und den Tod, wie seine Fähigkeit, selbst aus dem alten Holz neue junge Triebe zu bilden.
Im Frühling reinigt er mit seinen Blättern das Blut, wirkt harntreibend und auswurffördernd. Im Sommer wirkt er mit seinen weißen, süßlich duftenden Blüten bei Erkältungskrankheiten, rheumatischen Beschwerden und bei Fieber. Die Blüten sind in Palatschinken-/Pfannkuchenteig ausgebacken ein Hochgenuss. Im Herbst verwöhnt er uns mit seinen dunkelvioletten Beeren, die man nur gekocht oder getrocknet verzehren sollte, denn roh sind sie leicht giftig. Die Beeren haben viel Vitamin C und stärken unsere Abwehrkräfte. Auch Säfte, Marmeladen, Tees und Liköre macht man aus seinen Blüten und Beeren. Heilsame Köstlichkeiten!
Das Innere der Rinde wirkt, je nachdem wie man die Rinde abschabt, unterschiedlich: Schabt man sie von unten nach oben, erbricht man sich, schabt man von oben nach unten, wirkt sie als Abführmittel. Diese Methode wird schon von alters her angewandt.
Sein Standort ist auch ein Zeiger von Wasseradern und Strahlenbelastung.

Den Holunderstrauch findet man in ganz Europa an Waldrändern und in Wildhecken. Er wächst auf nährstoffreichen Böden, auch gerne beim Haus und wird 3 bis 10 m hoch. Im Frühsommer trägt er weiße, schirmartige, stark süßlich duftende Blüten, im Herbst dunkle Beeren. Seine Blätter sind gegenständig, lang zugespitzt und unpaarig gefiedert.

Sammelzeit: Verwendet werden die Blüten oder vom geschnittenen Holz das Mark. Von Mai bis Juni um die Sommersonnenwende werden die Blüten, wenn sie voll erblüht sind, gesammelt und getrocknet.
Wirkung beim Räuchern: Holunder wirkt selbstwertstärkend und hilft bei der Findung der Lebensaufgabe. Er offenbart zum richtigen Zeitpunkt, was zu tun ist, stärkt die Wahrnehmung, bringt Freude und Zufriedenheit.

Bauernregeln

Hochverehrt der Hollerbusch, ein jeder seinen Hut ziehn muss.

Kehrt die Hollerblüte wieder, geht das Wetter auf und nieder.

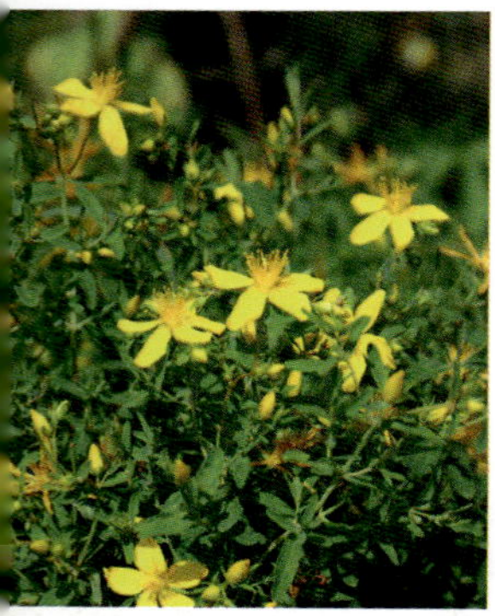

Johanniskraut (*Hypericum perforatum*) – Familie der Johanniskrautgewächse

Volksnamen: Hartheu, Johannisblut, Hexenkraut, Löcherkraut, Echtes Johanniskraut, Durchlöchertes Johanniskraut, Tüpfel-Johanniskraut, Elfenblut, Tausendlöcherlkraut, Wunderkraut, Löcher-, Wund- oder Fieberkraut, Hexenkraut, Sonnenwendkraut, Liebfrauenbettstroh, Unserer Frauen Bettstroh, Jägerteufel.
Wissenswertes: Johanniskraut ist eine Pflanze mit einer besonderen Sonnensignatur. Zum einem erinnern die fünf goldgelben Blüten mit den getüpfelten Blütenblättern rund um die Staubgefäße an Sonnenstrahlen. Und hält man das grüne Blatt gegen die Sonne, so erkennt man lauter kleine Öffnungen, durch die das Sonnenlicht scheint. Das sind die sogenannten Öldrüsen, eine weitere Sonnensignatur.
An Johanni, dem längsten Tag des Jahres, geerntet, entfaltet Johanniskraut seine höchste Kraft. Diese gibt es dann in der dunklen Jahreszeit zur Wintersonnenwende beim Verräuchern wieder ab. So ist es auch nicht verwunderlich, dass Johanniskraut gegen Winterdepression, Traurigkeit, Kummer und Angst vor Dunkelheit eingesetzt wird.
Das Johanniskrautöl (Rotöl) ist eines der bekanntesten Hausmittel. Zerreibt man die Blüten, tritt der rote Farbstoff aus. Um Johanniskrautöl anzusetzen, gibt man die Blüten in ein Schraubglas und füllt mit gutem nativen Oliven- oder Sonnenblumenöl auf. Auf einer sonnigen Fensterbank ruht dieser Auszug einige Wochen bis zum Gebrauch. Man verwendet es bei Nervenschmerzen, Sonnenbrand, zur Narbenentstörung, bei Dreimonatskoliken, Krampfadern und vielem anderen mehr. Johanniskraut wirkt stimmungsaufhellend und beruhigend und ist somit ein Antidepressivum. Fast vergessen ist es als wichtiges Leberheilmittel.
Als Symbol der Sonne trugen bei Sonnwendfeiern die jungen Mädchen geflochtene Kränze aus Johanniskraut im Haar.
Johanniskraut ist eine wichtige Gewitterpflanze in ländlichen Gegenden. Dort war es noch lange Brauch, bei aufziehenden Gewittern Johanniskraut im Ofen zu verräuchern. Dann schlägt der Blitz nicht so leicht ein.

Johanniskraut ist in ganz Europa verbreitet. Man begegnet ihm an Waldrändern, auf Wiesen, Brachflächen, Schuttplätzen. Die Böden sind meist trocken und nährstoffarm. Es wächst gar in Höhen bis über 1500 m Seehöhe. Die winterharte Staude hat zweikantige Stängel. Die gelben Blüten setzen sich aus fünf Blütenblättern zusammen. Die grünen Blätter sind getüftelt und sehen aus, hätten sie kleine Löcher, die man aber nur sieht, wenn man das Blatt gegen das Licht hält. Die Pflanze wird 50 bis 90 cm hoch.

Sammelzeit: Man erntet von Juni bis August das obere Kraut, vor allem die Blüten. Ein magischer Sammelzeitpunkt ist zu Johanni.
Wirkung beim Räuchern: Es wirkt segnend, schenkt Wärme, Geborgenheit und ist ein Lichtbringer für die Seele. Man kann es auch einsetzen bei Schüchternheit, Spannungen, Streit, Zank, Elektrosmog, in Stresssituationen und zum Schutz vor Mobbing, denn es stärkt von innen heraus, und man bekommt eine ganz andere Ausstrahlung. Kurz gesagt verändert sich dein Auftreten und in Folge verändert sich dein Umfeld.

Großblütige Königskerze (*Verbascum densiflorum*) – Familie der Braunwurzgewächse

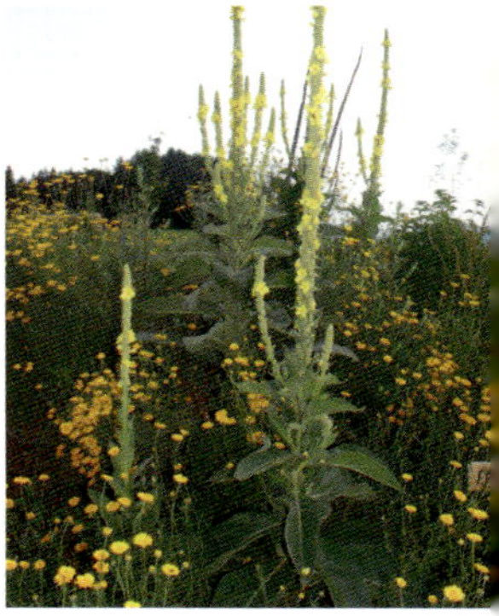

Volksnamen: Wetterkerze, Donnerkerze, Himmelsbrand, Fackelkraut, Brennkraut, Johanniskerze, Himmelskerze, Wollkraut.
Wissenswertes: Die Königskerze schmückt die Mitte des Kräuterbuschens, der zu Mariä Himmelfahrt am 15. August geweiht wird. Durch ihre anmutige, stolze Erscheinung fällt es einem schwer, einfach so an ihr vorbeizugehen. Man muss einfach einen Blick auf sie werfen. In voller Blütenpracht berührt sie dein Herz und zeigt dir den Weg. Schon ihr Anblick vertreibt Schwermütigkeit und erzeugt ein wohliges Gefühl.
Königskerze in Wachs oder Pech getaucht ergab eine wunderbare Fackel, und die getrockneten Blätter zur Zunderwolle verrieben wurden zum Anfeuern benutzt.
Die Königskerze wird auch Wetterkerze genannt, denn sie schützt vor Gewitter, Blitz und Hagel. Man verräucherte sie, wenn ein Gewitter aufzog, um Spannung abzubauen. In diesem Sinne wird sie auch verräuchert, wenn zu Hause in der Familie Spannungen sind, bedingt durch Emotionen oder Streit.
In der Volksheilkunde nutzte man die Pflanze schon seit Jahrtausenden bei Husten, vor allem Reizhusten, und Erkältungskrankheiten. Die Pflanzenschleime legen sich wie ein Schutzfilm über die Atemwege und erleichtern dadurch das Abhusten.
Hildegard von Bingen schreibt: „Der Tee aus Königskerzen ein schwaches und trauriges Herz erstarkt und fröhlich macht."

Königskerzen wachsen an warmen, sonnigen Orten, wie auch an Böschungen, auf Schuttplätzen oder an Wegrändern. Die Königskerze wächst gerne über Verwerfungen und Strahlenplätzen. Sie sucht sich ihren eigenen Platz zum

Wachsen, umsetzen lässt sie sich nicht. Die Pflanze ist zweijährig, bildet im ersten Jahr eine Blattrosette und erst im zweiten Jahr blüht sie. Sie wird bis zu 2 m hoch und ist dicht filzig behaart. Sie treibt lange dichte Blütenstände, an denen die gelben Blüten in Scheinähren stehen.

Sammelzeit: Die Blüten erntet man von Juli bis September, am besten im Laufe des Vormittags.
Wirkung beim Räuchern: Neutralisiert Spannungen aller Art, ob bei und nach heftiger Diskussion oder Streit vermag sie die angespannte Atmosphäre auszugleichen. Auch in Computerräumen mindert sie den Elektrosmog, zudem wirkt sie stressabbauend und fördert die Hellsichtigkeit.

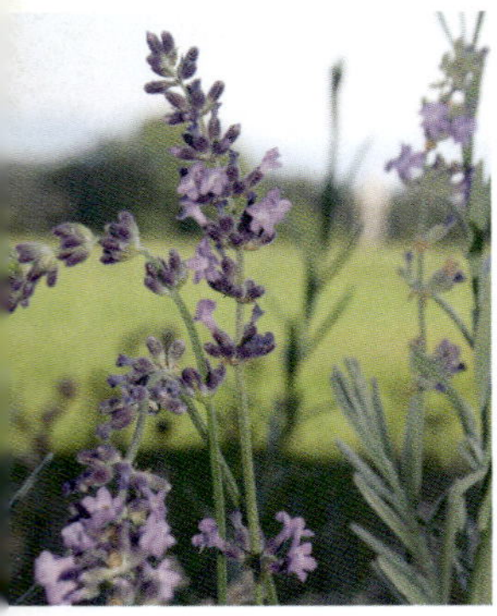

Lavendel (*Lavandula angustifolia*) – Familie der Lippenblütler

Volksnamen: Nervenkraut, Balsamkraut, Schwindelkraut, Hirnkraut, Zitterblume, Speik.
Wissenswertes: Als mediterrane Pflanze fand er vor allem über die Klostergärten seinen Weg zu uns. Er ist ein Kraut für die Kinder und die Jugend. Er fördert Leichtigkeit und Unbeschwertheit im Alltag. Wer kennt nicht den Duft von Lavendel? Schließt man die Augen, glaubt man, man stehe mitten in einem Meer aus Lavendelblüten. Es ist wie ein tranceartiger Zustand, der dich umgibt, durch den er jede Angespanntheit von dir nimmt und dich bereit macht für einen möglichen Neubeginn, Lebensabschnitt, wohin die Reise auch geht. Lavendelduft in Kinderzimmern unterstützt das Lernen und entspannt ohne müde zu machen. Schon die Römer verwendeten Lavendel in ihren Badehäusern, und er ist bis heute in zahlreichen Kosmetikprodukten enthalten. Lavendel in Schlafkissen vertreibt Hausstaubmilben und Läuse, hängt man Lavendelsäckchen in den Kleiderschrank, halten sie Motten fern, und ein Lavendelsäckchen um den Hals getragen wirkt vorbeugend gegen Läuse.
In der Volksheilkunde werden Lavendelblüten zur Beruhigung eingesetzt, bei Einschlaf- und Verdauungsstörungen, zur Schmerzlinderung bei Nervenleiden und bei Wechseljahrbeschwerden.
Hildegard von Bingen benutzte es bei Brust- und Lungenleiden und als Tonikum für die Leber.

In Südeuropa heimisch. Seit dem 11. Jahrhundert auch bei uns eine beliebte Gartenpflanze. Die Blütenkrone hat violette kleine Blüten, gegenständig angeordnete, stumpfe, ganzrandige, graugrüne Blätter. Er wird bis 50 cm hoch.

Sammelzeit: Von Juli bis September werden die Blüten vor dem völligen Erblühen gesammelt. Geerntet werden die ganzen Zweige. Zum Trocknen kopfüber aufhängen. Sind sie ganz trocken, werden die Blüten abgerebelt.
Wirkung beim Räuchern: Lavendel schützt vor dem bösen Blick und vertreibt trübe Gedanken. Er ist ausgleichend und harmonisierend, schafft Klarheit im

Raum und ist ein sogenanntes Hausaufgabenkraut. Er reinigt sanft die Räume, wirkt segnend, hält Motten, Ungeziefer und energieraubende Menschen fern.

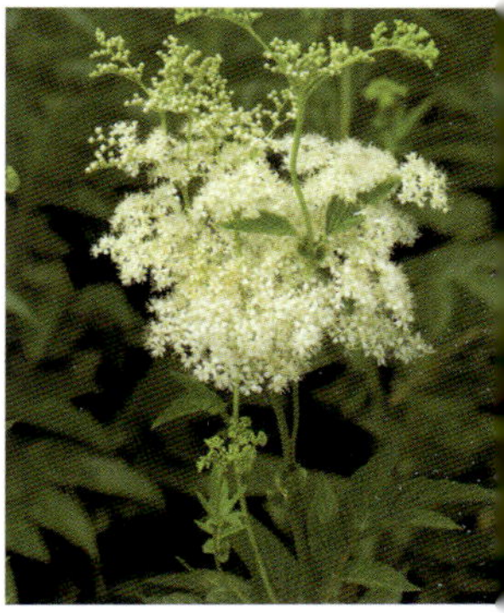

Mädesüß (*Filipendula ulmaria*) – Familie der Rosengewächse

Volksnamen: Wiesenkönigin, Immenkraut, Johanniswedel, Geißbart, Federnbusch, Spierstaude, Wiesengeißbart, Waldbart, Beitrost, Krampfkraut, Wiesensüß, Wilder Flieder, falscher Holler.
Wissenswertes: Eine heilige Pflanze der Druiden. Sie gaben dem Mädesüß, das einen süßlichen, leicht mandelartigen Duft verströmt, den Namen Wiesenkönigin als Ausdruck ihrer Wertschätzung. Die Kelten und die Germanen schätzten seine fiebersenkende, schmerzlindernde und entzündungshemmende Wirkung und würzten ihren Met damit, indem sie die Blütenstände direkt in den Met einlegten. Heute weiß man, dass Mädesüß Salicylsäure enthält, ein natürliches „Aspirin", das im 19. Jahrhundert erstmals aus der Silberweide und dem Mädesüß gewonnen wurde.
So wie das Mädesüß sich im Winde wiegt, ist es der Unbeschwertheit und Leichtigkeit junger Mädchen gleich und begleitet sie auf dem Weg zum Frausein. Menschen, die sich zu sehr zurückziehen, nicht mehr unter Menschen gehen, finden durch Mädesüß ihren Weg aus der Dunkelheit zurück. Wenn viel gestritten wird, kann man gut Mädesüß räuchern, um die angespannte Atmosphäre zu reinigen. Nach traumatischen Erlebnissen, wenn einem der Boden unter den Füßen wegbricht, gibt Mädesüß wieder Kraft und Mut, erneut vorwärts zu gehen. Es ist das Kraut für jeden Neubeginn, neue Lebenssituationen, zum Beispiel beim Schuleintritt oder nach einer Trennung. Bienen lieben das Mädesüß aufgrund seines verlockenden Dufts. Auch Imker (wie mein Mann Hans) verwenden zum Teil noch heute das Mädesüß zum Auswischen der Bienenstöcke, in der Hoffnung, dass sich die Bienen durch seinen angenehmen Duft darin besonders wohl fühlen. Zudem sind seine entzündungshemmenden Eigenschaften sicher von Vorteil.

Mädesüß wächst an Bächen, Quellen, in Auenwäldern und auf feuchten Wiesen. Es liebt Sonne bis Halbschatten. Die Staude hat rotbraune Stängel, wechselständige Blätter und wird bis 1,5 m hoch. Die Blütenstände sind schirmartig, die Blüten zart weiß bis gelblich.

Sammelzeit: Die Blütenrispen werden von Juni bis August geerntet, sobald der Morgentau abgetrocknet ist. Magischer Sammelzeitpunkt ist zur Sommersonnenwende.
Wirkung beim Räuchern: Mädesüß unterstützt bei jedem Neubeginn oder beim Übergang zur Frau. Es schützt, reinigt und segnet, stärkt das Selbstwertgefühl und harmonisiert. Es fördert die Intuition und das Traumbewusstsein. Nach traumatischen Erlebnissen kann man Erlebtes loslassen und selbstbewusst neu durchstarten.

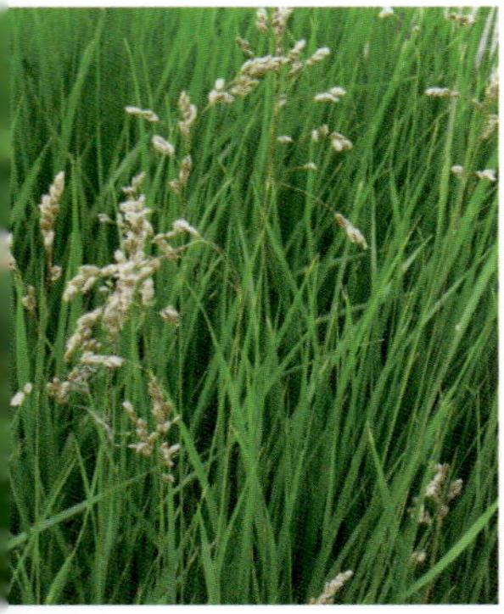

Mariengras (*Hierochloe odorata*) – Familie der Süßgräser

Volksnamen: Duft-Mariengras, Frauengras, Vanillegras, Süßgras, Bisongras, Heiliggras, Bettstrohkraut, Liebfrauengras.
Wissenswertes: Mariengras gehört zu den ältesten Räucherkräutern der nördlichen Halbkugel, wie Beifuß und Wacholder. Es gehört zu den Rauchgräsern, deren Cumarine beim Trocknen einen feinen betörenden Duft nach Heu verströmen. Es befreit die Seele und ein Wohlbefinden durchläuft unseren Körper. Man braute aus dem Mariengras einen besonderen Liebestrank, der die Leidenschaft entfachen und die Fruchtbarkeit steigern sollte. Mariengras gehörte zu den besonderen Bettstrohkräutern, dessen entspannende, beruhigende und zugleich desinfizierende Wirkung meinst erfolgreich war. Auch bei Babys in die Wiege gelegt tut es seine Wirkung. Bei verschiedenen Ritualen und Zeremonien wurde es verräuchert, um den Göttern zu danken und ihren Segen zu erbitten. Schon bei den Indianern war es ein rituelles Räuchermittel.
Als Liebesräucherung ist es besonders für Paare geeignet, die ihre Liebe erneuern wollen. Es vertieft das Band der Liebe und weckt neue Lust. Gemischt mit anderen Räucherkräutern lässt es sich auch gut in einer Kräuterpfeiffe rauchen. In der Volksheilkunde verwendete man es bei Fieber, Erkältung und Schmerzen.

Dieses seltene heimische Gras wächst auf Graswiesen, an Flussufern, in Bruchwäldern und sieht dem einfachen Gras sehr ähnlich. Mariengras liebt guten, feuchten Boden. Es bildet dichte Horste, seine spitzen, langen, geraden Grashalme werden bis 40 cm hoch. Die rotbraunen Blütenrispen blühen von März bis Mai.

Sammelzeit: Die langen Grashalme werden im Spätsommer geerntet, getrocknet und zu einem Zopf geflochten. Diese werden dann als Räucherzöpfe verwendet.
Wirkung beim Räuchern: Harmonie und Zufriedenheit breiten sich aus, sobald der Rauch des Mariengrases die Nase berührt. Je nach Stimmung verspüren wir Geborgenheit, Leichtigkeit und Wärme. Wir haben das Gefühl, alles wird gut. Auch in der Liebe weckt es unsere Fantasie und führt zu neuen Sinnesfreuden. Es ist stark segnend und die darin enthaltenen Cumarine lösen wahre Glücksgefühle aus.

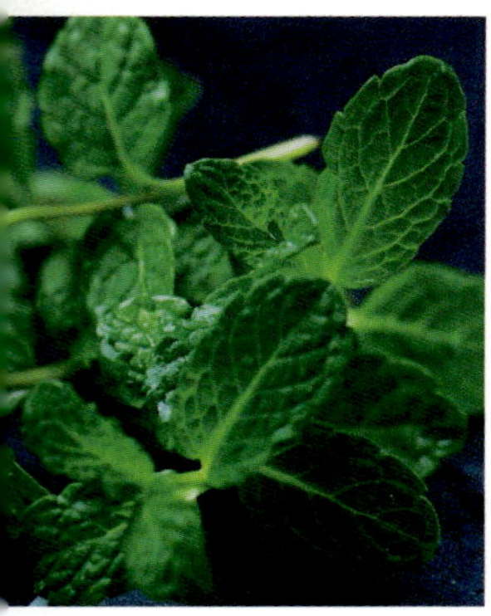

Minze (*Mentha x piperita*) – Familie der Lippenblütler

Volksnamen: Aderminze, Edelminze, Englische Minze, Gartenminze, Teeminze.
Wissenswertes: Kaum jemand, der den Geruch von Minze nicht kennt. Steigt er einem in die Nase, so kann man sogleich besser durchatmen. Minze belebt und weckt die Sinne.
Es gibt über 600 verschiedene Minze-Arten. Wild kommen bei uns vor allem Rossminze, Krause Minze, Acker- und Bachminze vor. Die bekannte Pfefferminze

stammt vermutlich aus einer Kreuzung dreier verschiedener Minze-Arten, entdeckt vom Biologen John Ray 1696 in England.
In manchen Gegenden ist die Minze Bestandteil des Kräuterbuschens, denn man glaubte, ihr Duft vertreibe böse Geister. Vor allem reinigt sie die Atmosphäre, schafft einen klaren Geist und bringt neuen Schwung ins Leben. Nach einem langen Winter, Zeit des Rückzugs, hilft die Pfefferminze, wieder mit neuen Kräften in den Frühling zu starten. Wichtig bei Verhandlungen aller Art und zur Konzentrationsförderung.
In den heißen Ländern ist die Pfefferminze beliebt wegen ihrer kühlenden Wirkung. Bei uns verwendet man sie bei Magen- und Darmbeschwerden. Das ätherische Öl der Pfefferminze wirkt sehr gut bei Erkältungskrankheiten, ist schleimlösend und hilft bei Kopfschmerzen.

Minze wächst gerne auf nährstoffreichen, feuchten Böden wie Ufern, nassen Wiesen und an Wegrändern. Sie wird bis 90 cm hoch. Ihre 4-kantigen Stängel sind gering behaart, teils rötlich überzogen. Ihre Blätter sind kreuzgegenständig, dunkelgrün, länglich-spitz zulaufend. Sie hat weiß-lila Blüten und einen mentholartigen Duft. Sie blüht von Juni bis Oktober.

Sammelzeit: Vor der Blüte werden die oberen Blätter und Triebspitzen geerntet.
Wirkung beim Räuchern: Ihr Duft reinigt und erfrischt, beruhigt die Nerven und bringt neuen Schwung, vergleichbar mit einer Prise Frühlingswind, zudem fördert sie Konzentration und Intuition.

Mistel (*Visum album*) – Familie der Leinblattgewächse

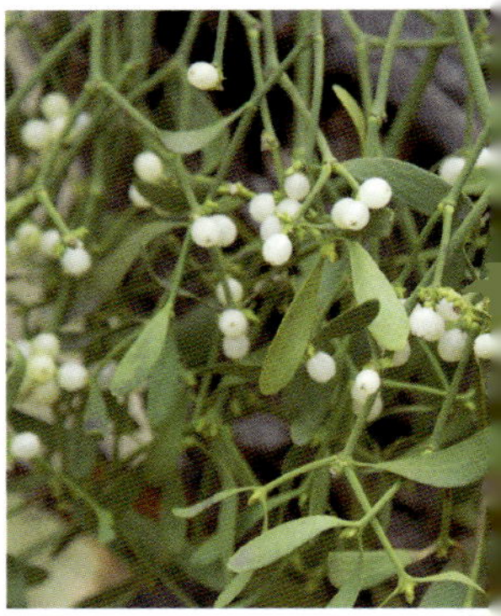

Volksnamen: Heil aller Schäden, Heiligenkreuzholz, Donarbesen, Glückszweig, Knisterholz, Vogelchrut, Wintersamen, Hexenbesen, Hexennest, Immergrün, Drudenfuß, Wintergrün, Vogelkraut oder Kreuzholz.
Warnhinweis: Leicht giftig!
Wissenswertes: Die Mistel als Glücksbringerin, dieser Glaube hat sich bis heute gehalten. Vor allem zur Weihnachtszeit holt man sich die Mistelzweige ins Haus und hängt sie über die Türschwellen als Symbol für Fruchtbarkeit, Glück und Liebe. Es galt, alles, was unter dem Mistelzweig getan, gedacht und beschlossen wurde, sei von Erfolg gekrönt. So auch der berühmte Kuss unterm Mistelzweig.
Die Mistel ist ein immergrüner Halbschmarotzer, der in luftiger Höhe zwischen Himmel und Erde seinen Platz gefunden hat.
Betrachtet man die Mistel, so fällt besonders ihre kugelige Form auf. Zwischen Mai und Juli beginnt sie, sich mit kleinen Drehbewegungen der Blätter und Zweige nach allen Seiten auszurichten. Auch fühlt sie sich auf strahlenbelasteten Plätzen besonderes wohl und hilft zugleich ihrem Wirtsbaum, mit dieser fertig zu werden. Eine weitere Besonderheit ist, dass sie sozusagen gegen die Zeit wächst, denn ihre Früchte reifen im Winter. Aufgrund dieser Eigenschaften wurde sie von unseren Vorfahren aufs Höchste verehrt.

Für die Druiden war die äußerst selten vorkommende Eichenmistel das Maß aller Dinge. Sie durfte nur zum magischen Zeitpunkt mit einer goldenen Sichel vom Baum geschnitten werden und dabei den Boden nicht berühren. Darum verwendeten Druiden zum Auffangen ein weißes oder blaues Tuch, das den Himmel symbolisieren sollte.
Aus all diesen Beobachtungen entstand der Glaube, die Mistel könne alles Dunkle, Schlechte, Negative ins Helle, Gute, Positive wandeln. Es war das Kraut für alle magischen Rituale und Zeremonien und ein großer Schutzzauber gegen die Bedrohungen der damaligen Zeit. Die Druiden bereiteten aus ihr Zaubertränke, die Kraft, Mut und Unbesiegbarkeit verliehen.
In der Volksheilkunde wurde die Mistel als Allheilmittel verwendet: bei Unfruchtbarkeit, nervöser Unruhe, bei Erschöpfungszuständen, bei Epilepsie, bei hohem ebenso wie tiefem Blutdruck, um nur einige zu nennen. Aus ihr wurde ferner eine Salbe gegen Geschwüre und Entzündungen aller Art hergestellt. Heutzutage werden Mistelpräparate unterstützend in der Krebstherapie eingesetzt und in der Homöopathie gegen Schwindel und zur allgemeinen Verbesserung des Wohlbefindens.

Der immergrüne, runde Strauch kann bis zu 1 m Durchmesser haben. Er wächst nur auf Bäumen oder Sträuchern. Die Mistel kommt gerne in Auen und Flusstälern vor, sie liebt hohe Luftfeuchtigkeit und strahlenbelastete Plätze. Sie hat gelbgrüne Stängel und länglich-ledrige Blätter. Die Mistel blüht von Februar bis März und bildet weiße bis creme-gelbliche, runde Beeren, die von September bis Januar erscheinen.

Sammelzeit: Verwendet wird das ganze Kraut der Mistel, vom Baum geschnitten wird sie von November bis März. Verwenden Sie nur jene Mistel von Bäumen, wo sie häufig vorkommt, z. B. auf Laubbäumen. Seltene Arten wie jene, die auf Eichen oder Haselnusssträuchern wachsen, bitte nicht ernten.
Magische Sammelzeitpunkte sind Samhain, Vollmond- oder Neumondnächte.
Wirkung beim Räuchern: Die Mistel wirkt segnend und stark schützend, sie vermag alles Negative ins Positive zu drehen. Sie hilft uns, unsere Träume zu entschlüsseln und bringt Licht in das Verborgene. Man wird wieder eins mit sich selbst. Sie neutralisiert Spannungen und verleiht Räumen eine angenehm helle Atmosphäre. Leichtigkeit und Kreativität können wieder fließen.

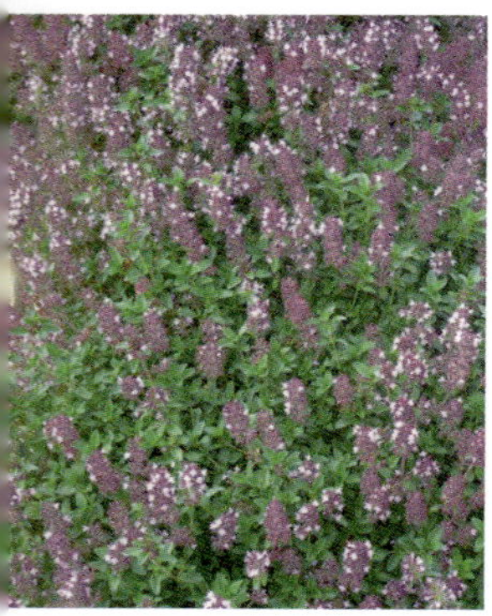

Quendel (*Thymus pulegioides*) – Familie der Lippenblütler

Volksnamen: Wilder Thymian, Feldthymian, Kundlkraut, Feldkümmel, Geismajoran, Geschwulstkraut, Kinderkraut, Kranzlkraut, Kückenkümmel, Kuttelkraut, Liebfrauenbettstroh, Marienbettstroh, Quandl, Bergthymian.
Wissenswertes: Wer auf Wanderschaft ist und am Wegesrand den Quendel entdeckt, der lege sich hinein. Zuerst riecht man den würzig, aromatischen Duft. Er durchströmt die Lungen und versorgt einen mit einer derartigen Lebensenergie,

dass man bald wieder aufspringt und erfrischt weitergeht, jedoch nicht ohne sich ein Sträußchen davon zu pflücken, damit man sicher und behütet ans Ziel kommt. Je nachdem, wo er wächst, nennt man den Quendel auch Bergthymian oder Feldthymian.
Der Quendel wird zu Mariä Himmelfahrt mit in den Kräuterbuschen gebunden, denn er soll antidämonisch wirken und so alles Böse von Haus und Hof fernhalten. In ein Kräuterschlafkissen eingelegt sorgt er für süße Sommernachtsträume. Er ist eine äußerst widerstandsfähige Pflanze und bildet dichte Polster. Fährt oder tritt man auch öfters mal drauf, steht er doch immer wieder auf. Man sagt ihm außerdem nach, dass diese dichten Polster Erdstrahlen abschirmen können. Der Quendel steht für Lebensmut. War nach der Geburt das Kind sehr schwach, so hielt man es über den Quendelrauch, damit die Lebensenergie wieder zurückkehre. Quendel baut einen regelrechten Schutz auf und hilft, wieder vorwärts zu kommen. Beim Lernen wirkt er konzentrationsfördernd und vertreibt zugleich Mücken und anderes lästiges Ungeziefer.
Quendel ist der heimische Thymian, weswegen ihm in der hiesigen Volksheilkunde größere Bedeutung zugesprochen wird als dem echten Thymian. Für meine Kinder war er das wichtigste Kraut gegen Husten. Seine krampflindernde, schleimlösende und keimhemmende Wirkung hilft ebenso bei Keuchhusten, Bronchitis und Asthma. Er ist als „Antibiotikum der armen Leute" bekannt und nicht nur als Tee beliebt, sondern auch als starker Aufguss ins Badewasser für kleine Kinder und alte, schwache Personen, bei denen der Quendel stärkend und kräftigend wirkt. Auch als Gurgelmittel im Mund- und Rachenraum findet er Anwendung.

Er bevorzugt trockene, sonnige Böden, an Böschungen, Wegrändern und vor Steinmauern. Er hat einen polsterähnlichen Wuchs, wird 10 bis 15 cm hoch, hat lanzettenförmige, dunkelgrüne Blätter und vierkantige Stängel. Seine Blüten können zartrosa bis purpurrosa werden. Der Duft ist stark würzig.

Sammelzeit: Von Juni bis September wird das blühende Kraut gesammelt, wenn noch nicht alle Blüten geöffnet sind.
Wirkung beim Räuchern: Quendel verleiht Mut und Durchhaltevermögen, holt aus einer tiefen Trauer und richtet innerlich auf. Er ist ein Schutzkraut gegen alles Böse. Bei Reinigungsräucherungen in Haus und Hof wirkt er antiseptisch und keimtötend und soll zudem das Glück ins Haus bringen.

Rainfarn (*Tanacetum vulgare*) – Familie der Korbblütengewächse

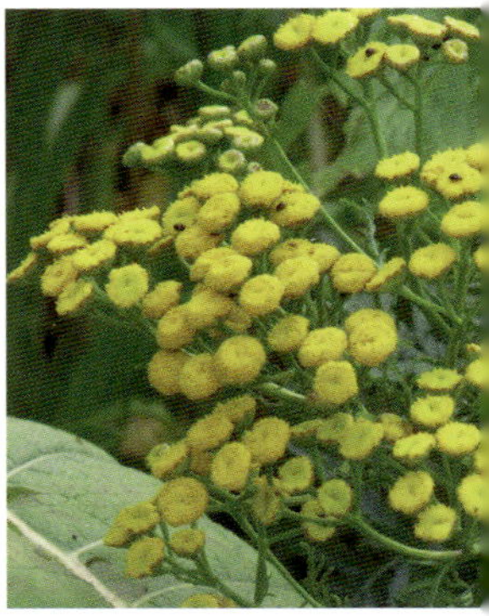

Volksnamen: Wurmkraut, Heilware, Wurmsamen, Kraftwurz, Viehwermut, Donnerrute.
Warnhinweis: giftig!
Wissenswertes: Rainfarn war bei unseren Vorfahren ein hochgeschätztes Kraut, wirkte es doch gegen so viele Plagegeister der damaligen Zeit. Ob als starker Teeaufguss ins Badewasser gegen Kopfläuse und Flöhe oder eingenommen gegen

verschiedene Parasiten, wie z.B. Würmer, und bei Verdauungsbeschwerden. Rainfarn wurde vor Türen und Fenster gehängt zum Schutz vor Unholden und gegen lästige Insekten und Ungeziefer. Den Kindern unters Kopfkissen gelegt soll es vor Flöhen schützen. Auch gehört es zu den Gewitterkräutern, es nimmt die elektromagnetische Spannung auf wie auch die emotionale nach einem Streit.
Beim Verräuchern nimmt man es gegen Energieräuber aller Art. Wenn zum Beispiel Menschen, mit denen man immer wieder zu tun hat, einem den letzten Nerv rauben, einen regelrecht aussaugen, und man sich danach schwer fühlt, als ob sie einem die Energie geraubt hätten, dann ist Zeit für den Rainfarn. Er wird Ihnen helfen, mit Blutsaugern der besonderen Art fertig zu werden.
Die Rainfarn-Pflanze wurde auch zum Färben verwendet.
Die stark duftende Rainfarnblüte wird von einer großen Insektenvielfalt an Käfern, Läusen, Schwebfliegen besucht, jedoch nicht von der Biene. Verblüht das strahlende Gelb der Blüte allmählich, werden die Insekten weniger, dann auf einmal kommt die Biene und besucht den Rainfarn. Aufgrund dieser Beobachtungen wird Rainfarn gegen Insekten verräuchert und der Bienenstock mit ihm ausgeräuchert, damit kein Ungeziefer hineinkommt.
Die einen lieben den Duft des Rainfarns und die anderen lehnen ihn ab.

Rainfarn liebt feuchten Boden, wächst gerne an Wegen, Hecken, auf Ödflächen oder Schuttplätzen. Er liebt Spannungsplätze und wird ca. 60–120 cm hoch. Seine Scheindolde hat gelbe Blüten und einen würzig-aromatischen Duft. Die Blätter sind länglich gefiedert.

Sammelzeit: Von Juli bis September werden die Blüten geerntet.
Wirkung beim Räuchern: Vorsicht, der Rainfarn ist giftig und sollte in Anwesenheit von Kindern und Schwangeren nicht geräuchert werden! Beim Räuchern immer die Fenster öffnen.
Gegen Blutsauger aller Art, Parasiten, Stechmücken, Flöhe und andere Energieräuber. Man kann sich besser abgrenzen, kann endlich sagen, was einem auf dem Herzen liegt, wirkt selbstwertstärkend und entspannend. Er stärkt und bringt Licht ins Leben.

Goldene Knöpfe, Blätter wie Farn,
Hüter der Schwelle, dein Wesen ist warm.
Nach alten Brauch reinigt dein Rauch,
dein würziger Duft, verpestet die Luft.

Du wendest der kalten Würmer Wut,
bist selber giftig und dennoch gut.
Denn Gift vertreibt Gift, das lehrten die Alten-
So kannst du Mensch und Vieh gesund erhalten.

Wolf Dieter Storl

Wildrose (*Rosa*) – Familie der Rosengewächse

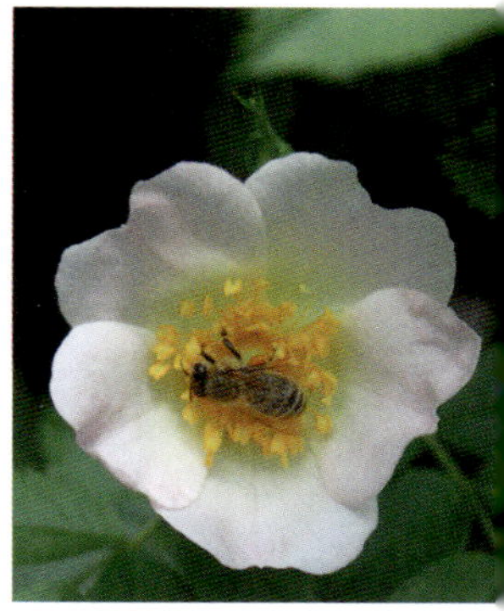

Volksnamen: Hundsrose, Heckenrose, Hagrose, Hagedorn, Hetschipetschi, Apothekerrose.
Wissenswertes: In welcher Zeit oder an welchen Ort man auch lebt, die Botschaft der Rose versteht jeder. Immer schon war die Rose dem Schönen, der Liebe und den Frauen gewidmet. Sie gilt in allen Kulturen als Königin der Blumen. Bei uns heimisch sind Hundsrose, Heckenrose und Essigrose.
Die Germanen und Kelten umrandeten ihre Begräbnisstätten mit der Heckenrose. Ein Symbol für die weiterlebende Seele. Wenn die Heckenrose auch in ihrer Farb- und Duftvielfalt mit den heutigen Züchtungen nicht mithalten kann, war sie mit ihren 5 Blütenblättern, die eine leichte Herzform zeigen, für unsere Vorfahren doch das Maß aller Dinge an Schönheit und Erhabenheit.
Die Rosenblüten oder -knospen bringen Segen in jedes Haus und verbreiten einen Hauch von Harmonie. Die Rose darf in keiner Liebesräucherung fehlen, sie unterstützt die Frau in ihrer Weiblichkeit und nimmt dem Mann die Schüchternheit, sodass er seine Gefühle besser zeigen kann.
Rosenblüten und Hagebuttenfrüchte sind gut für die Leber und die Nieren. Hagebutten waren in einer Zeit, als es noch keine exotischen Früchte wie Zitronen oder Orangen auf dem Speiseplan gab, durch ihren hohen Vitamin-C-Gehalt für die Ernährung von großer Bedeutung. Heute findet man die Hagebutte als Basiszutat in jedem Früchtetee. Vögel lieben die Hagebutten als Futterquelle im Herbst. Rosenblüten als Tee zubereitet helfen bei Überreiztheit, Kopfschmerzen, Erschöpfung, Schlafstörungen und Wechseljahrbeschwerden.

Wildrosen findet man in ganz Europa bis in Höhenlagen von 1700 m, sie wachsen strauchartig an sonnigen Plätzen, in Wildhecken, an Waldrändern und Böschungen. Ihre ungefüllten, fünfblättrigen Blüten sind weiß bis hellrot und haben einen zarten Duft. Sie tragen Stacheln an den Trieben. Wildrosensträucher können bis 6 m hoch werden. Es gibt 200 Unterarten der Wildrose, die sich in Farbe, Blühzeit und Wuchs unterscheiden. Die bei uns verbreitetsten sind die Hundsrose (*Rosa canina*), die Feldrose (*Rosa arvensis*) und die Essigrose (*Rosa gallica*).

Sammelzeit: Im Juni, wenn die Blüten voll erblüht sind, am besten zur Sommersonnenwende, sammelt man morgens bis 10 Uhr.
Wirkung beim Räuchern: Die Wildrose stärkt das Selbstwertgefühl und harmonisiert, sie öffnet das Herz und hilft sich zu verzeihen und sich selbst anzunehmen. Sie beruhigt, entspannt, bringt Zuversicht und fördert die Lebensfreude.

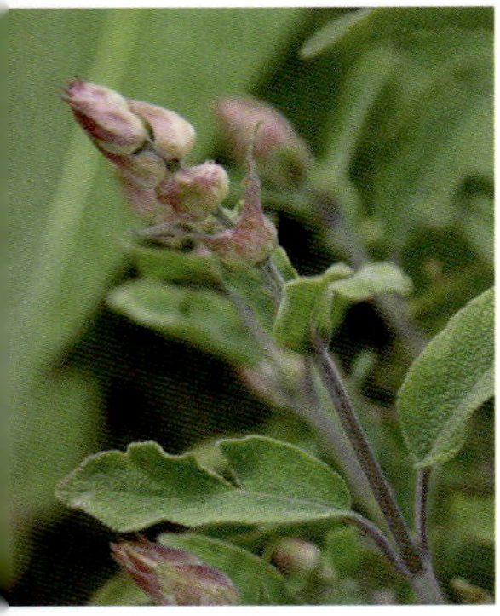

Salbei (*Salvia officinalis*) – Familie der Lippenblütengewächse

Volksnamen: Altweiberschmecken, Edelsalbei, Gartensalbei, Gemeiner Salbei, Heilsalbei, Königssalbei, Mutterkraut, Zahnblätter, Henkerskraut.
Wissenswertes: Der Name „Salvia" ist vom lateinischen Wort „salvare" (heilen) abgeleitet. Über die Klostergärten, wo der Salbei als Allheilmittel hochverehrt wurde, verbreitete er sich. Unser heimischer Wiesensalbei wurde wegen der geringen Wirkung in der Volksmedizin wenig verwendet. Bei Entzündungen im Mund- und Rachenraum kam man mit Salbeitee gurgeln oder aber ein Salbeiblatt kauen. Beides wirkt antibakteriell und wundheilend. Auch zur täglichen Zahnpflege und gegen Mundgeruch wurde er verwendet. Heißer Salbeitee ist schweißfördernd und gut bei Erkältungen. Kalter Salbeitee reduziert die Schweißbildung bei kaltem Nachtschweiß oder Wechselbeschwerden. Zum Abstillen hemmt der Tee sanft die Michbildung. Starker Teeaufguss wirkt als Kopfwaschung gegen Läuse.
Getrocknete Salbeiblätter kann man ohne Räucherkohle anzünden und vorsichtig dahinglosen lassen, so beseitigen sie im Handumdrehen schlechte Küchengerüche oder andere unangenehme Düfte. Kindern im Lernstress, wenn sich die Prüfungen häufen, hilft Salbei, ihre Gedanken zu sortieren. Er bringt Ordnung in das Chaos.
Im Mittelalter verwendeten die Henker das Kraut, um sich damit vor und nach ihrer Arbeit abzuräuchern. Es half ihnen, sich zwischen Arbeit und Familie abzugrenzen, damit sie das Erlebte nicht mit nach Hause nahmen.

Salbei kommt ursprünglich aus den Mittelmeergebieten und wird bei uns im Garten kultiviert. Er liebt nährstoffreichen Boden in sonniger Lage, wird 70 cm hoch und hat immergrüne, länglich-ovale Blätter, deren Unterseite filzig ist. Er hat behaarte Stängel, lilafarbene Blüten und blüht von Mai bis August.

Sammelzeit: Gesammelt werden die Blätter vor der Blüte.
Wirkung beim Räuchern: Stark reinigende Wirkung in Häusern und Wohnungen. Er klärt nicht nur die Raumluft, sondern auch unser Gehirn. Er macht geistig wach und bringt unser Gedächtnis in Schwung. Er fördert die Konzentration und lenkt unsere Aufmerksamkeit auf das, was wichtig ist.

Gemeine Schafgarbe (*Achillea millefolium*) – Familie der Korbblütler

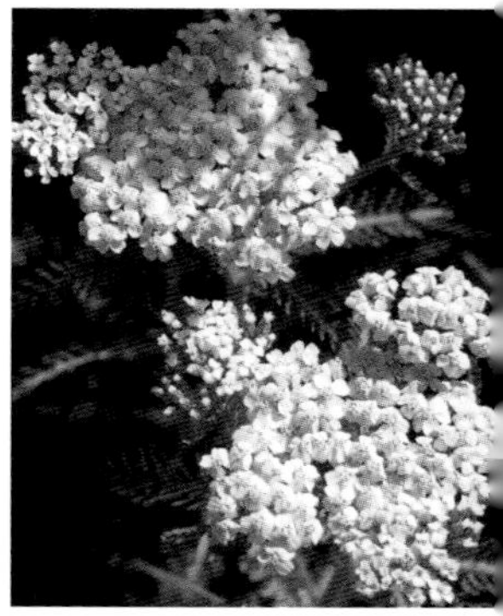

Volksnamen: Achilleskraut, Augenbraue der Venus, Balsamgarbe, Bauchwehkraut, Blutkraut, Feldgarbe, Frauendank, Teekraut, Heil aller Schäden, Rippenkraut, Gotteshand, Soldatenkraut, Zimmermannskraut, Jungfrauenkraut, Wundkraut.
Wissenswertes: Alleine ihr Volksname „Heil aller Schäden" verrät schon die Besonderheit der Pflanze. Selten enthält eine Pflanze, abgesehen von der Kamille, so viele heilkräftige Wirkstoffe. Nicht von ungefähr fand man Reste der Schafgarbe bei den Neandertalern. Auch bei den Germanen war sie eine große Zauber- und Heilpflanze.
Die Schafgarbe gehört zu den wichtigsten Frauenheilkräutern. Ein alter Spruch beschreibt das mit den Worten: „Schafgarbe im Leib tut gut jeden Weib." Sie wirkt menstruationsregulierend, krampflösend, blutstillend, antibiotisch und keimhemmend. Aufgrund ihrer Bitterstoffe wirkt die Schafgarbe verdauungsfördernd und somit als Bauchwehkraut. Schafhirten bemerkten, dass ihre Schafe das bittere Kraut nur fraßen, wenn sie krank waren. So wurde es wahrscheinlich für die frühe Heilkunde entdeckt. Es wurde bei allen Hieb- und Stichverletzungen zur Blutstillung und gegen eitrige Geschwüre eingesetzt. Maria Treben empfahl für bettnässende Kinder täglich ein Schafgarbenbad und zur Leberentgiftung werden heute noch Schafgarbenleberwickel eingesetzt.
Dort wo die Schafgarbe wächst, verbessert sie den Boden, sodass benachbarte Pflanzen davon profitieren. Sie ist ein Bodenheiler, der sich aber nicht so einfach pflücken lässt. Man muss sie schon abschneiden, damit der Stängel die Wurzel loslässt. Diese Zähigkeit und Standfestigkeit beweist sie auch nach einem Unwetter mit Hagel, nach Hitze oder Dürre. Das Einzige, was selbst dann noch aufrecht in der Wiese steht, ist die Schafgarbe.
Für unsere Ahnen war sie ein wichtiges Orakelkraut, denn man vermochte mit ihr in die Zukunft zu schauen. Junge Mädchen versuchten mit ihr, sich ihren Liebsten zu erträumen, und hatten Kinder einen unruhigen Schlaf, legte man ihnen Schafgarbenblätter auf die Augen.

Sie wächst in Wiesen, auf Weiden, an Feld- und Wegrändern, wo es sonnig und trocken ist, auch auf Magerwiesen. Sie hat filigrane, wie eine Augenbraue aussehende, grüne, gefiederte Blätter. Die Stängel sind kantig, die doldenartigen Blüten sind weiß bis rötlich. Sie wird bis 80 cm hoch.

Sammelzeit:
Die weißen Blüten werden von Juni bis September gegen Mittag geerntet, wenn der Gehalt an ätherischen Öle am höchsten ist.
Wirkung beim Räuchern: Sie bringt uns in unsere Mitte, verbindet uns mit unseren Wurzeln, und dann können wir wieder der ureigenen Intuition folgen. Man wird widerstandsfähiger. Sie fördert Wahrträume und die Hellsicht. Hilft in allen Stresssituationen und bei Anzeichen von Burn-out.

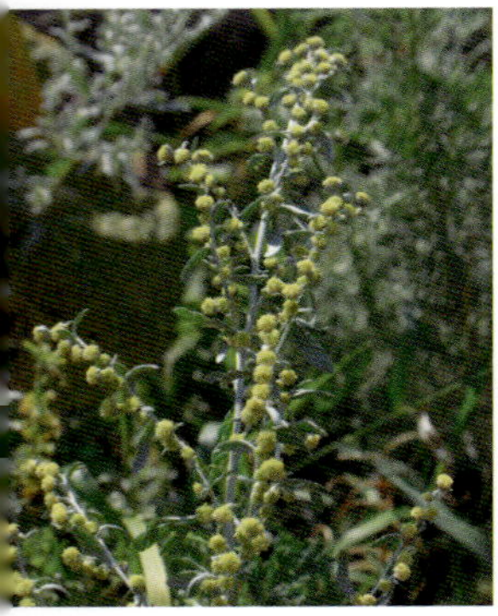

Wermut (*Artemisia absinthium*) – Familie der Korbblütler

Volksnamen: Absinth, Artenheil, Bitterer Beifuß, Eberreis, Eltzkraut, Heilbitter, Kamperkraut, Magenkraut, Wiegenkraut, Wurmkraut, Wurmtod, Mottenstock, Bitterkraut.
Wissenswertes: Seit Tausenden von Jahren wird der Wermut von allen Heilkundigen geschätzt. Aufgrund seiner Bitterkeit schrieb man ihm allerlei Abwehrkräfte zu. So soll er an Tür von Haus und Stall gehängt vor allen bösen Mächten schützen. Trug man ihn bei sich, schützte er vor Neid, Missgunst und dem bösen Blick. Auch ist er ein bewährtes Mittel gegen allerlei Ungeziefer, denn ähnlich wie Lavendel in Schränke gehängt hilft er gegen Motten und im Getreidespeicher vertreibt er Mäuse und andere Schädlinge.
Wermut verträgt sich wegen seiner starken Wurzelausscheidungen – außer mit der Johannisbeere – mit keiner anderen Pflanze. Er lässt niemanden an sich ran, nur jene, die ihm gutgesinnt sind.
Der bekannte Wermutschnaps Absinth war lange Zeit sehr beliebt, bis er gegen Ende des 19. Jahrhunderts vielerorts verboten wurde, da sein übermäßiger Konsum Lähmungserscheinungen, Schwindelanfälle, Krämpfe und Depressionen auslöst. Die Botschaft vom Wermut ist: Habe Mut und wehre dich. Schon Hildegard von Bingen nannte ihn den Meister gegen alle Erschöpfung. So war er auch ein beliebtes Bettstrohkraut, das man zum Schutz der Mutter und des Neugeborenen in die Matratze einlegte. Zudem wirkt Wermut, legt man ihn unters Kopfkissen, schlaffördernd.
In der Volksheilkunde war er ein wichtiges Bittermittel, das bei Völlegefühl, Beschwerden im Magen-Darm-Trakt, Mundgeruch sowie bei Leber- und Galleerkrankungen Anwendung fand. Bei Pilzvergiftungen wurde Wermut in Essig gekocht und als Erste-Hilfe-Mittel getrunken.

Wermut wächst gerne auf trockenen, sonnigen Böden. Er liebt felsige Standorte, Weinberge, Schutthalden, Wege und Autobahnen. Der Halbstrauch wird bis 120 cm groß, ist silbergrau und filzig behaart. Er hat wechselständige, dreifach fiederspaltige Blätter und Blütenrispen mit hellgelben, kugeligen, kleinen Blüten. Der Duft des Wermuts ist aromatisch.

Sammelzeit: Das obere Kraut wird mitsamt der Blüten zur Blütezeit von Juli bis September geerntet.
Wirkung beim Räuchern: Wermut hat die Macht, alles Unheil von einem abzuwenden, und wirkt stark reinigend und heilend. Nach Tod, Trennung oder Umzug holt er aus einem Tief, vertreibt Dunkelheit und Verbitterung und stärkt das Selbstbewusstsein. Bei allen wichtigen Entscheidungen gibt er uns den Mut, den wir brauchen.

Ysop (*Hyssopus officinalis L.*) – Familie der Lippenblütler

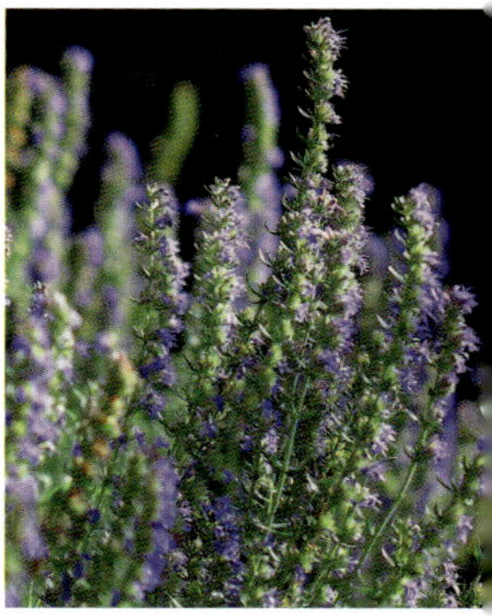

Volksnamen: Bienenkraut, Eisenkraut, Isopenkraut, Josefkraut, Kirchenysop, Klosterysop, Weinespenkraut, Gewürzysop.
Wissenswertes: Ysop gilt in Deutschland als Neophyt, doch kam er bereits im frühen Mittelalter zu uns. Obwohl er ursprünglich aus dem Mittelmeerraum kommt, ist er winterhart und hat sich gut angepasst.
Für die frühen Christen war der Ysop eine heilige Pflanze und wird im Alten Testament mehrmals erwähnt. 51. Psalm, 9. Vers: „Entsündige mich mit Ysop, dann werde ich rein, wasche mich, dann werde ich weißer als Schnee." Entsprechend wird ihm eine reinigende und segnende Wirkung zugeschrieben. Er wurde als Weihwedel verwendet, mit dem man das Weihwasser oder das Blut von Opfertieren versprengte, oder man band ihn zu einem Büschel, um mit ihm Altäre und heilige Stätten zu säubern.
Der griechische Arzt Dioskurides pries die Heilwirkung des Ysops bei Zahnfleischentzündungen, als Mundwasser, aber auch bei Lungen- und Bronchialleiden. Er löste den Schleim aus den Lungen und Ysoprauch half bei Ohrenschmerzen und Ohrensausen. Hildegard von Bingen schätzte das Ysopkraut gekocht oder pulverisiert zur allgemeinen Kräftigung, als Nervenstärkung und um Depressionen zu vertreiben. Er wirkt anregend und normalisiert den niedrigen Blutdruck. Seine antibiotische Wirkung verdankt er seinen Blättern, Forscher haben herausgefunden, dass auf den Blättern des Ysops ein besonderer Pilz wächst, nämlich jener, aus dem Penicillin gewonnen wird.

Ysop kommt ursprünglich aus den Mittelmeergebieten und Vorderasien und wird bei uns im Garten kultiviert. Er liebt sonnigen, trockenen, steinigen Boden. Der Halbstrauch bildet Polster und wird bis 70 cm hoch, seine Blätter sind lanzettlich, ganzrandig und vorne abgerundet. Die leuchtend blauen, weißen oder violetten Blüten wachsen wie Scheinähren und blühen von Juni bis August. Der Duft des Ysops ist würzig intensiv.

Sammelzeit: Geerntet wir das obere Kraut kurz vor und während der Blüte, am besten morgens, nachdem der Tau abgetrocknet ist.
Wirkung beim Räuchern: Ysop hilft bei allen Schuldfragen: Bin ich schuld? Du bist schuld? Wer ist schuld? Er reinigt Gedanken und Gefühle. Die Schuldgefühle schwinden und Lebenskraft und Freude kehren zurück. Er wirkt reinigend und segnend auf allen Ebenen.

Wurzeln

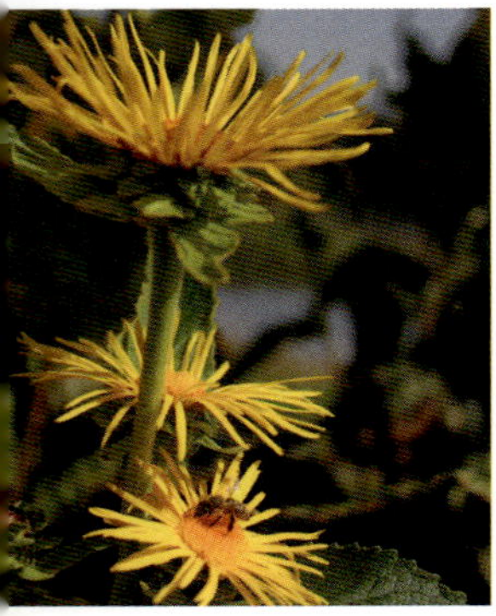

Alant (*Inula helenium*) – Familie der Korbblütler

Volksnamen: Sonnenwurz, Brustalant, Brustwurz, Elfenampfer, Edelwurz, Altwurz, Darmwurz, Helenenkraut, Odinskopf, Wodanshaupt, großer Heinrich, Weihrauchwurz.

Wissenswertes: Alant ist schon seit der Bronzezeit bei uns heimisch und wird in unseren Bauerngärten und Klostergärten als Heilpflanze kultiviert. Der botanische Name Inula leitet sich aus dem griechischen Wort „hinaein" (reinigen, ausleeren) ab.

Die majestätische Gestalt der Pflanze und die Blütenköpfe, die wie kleine Sonnenblumen aussehen, symbolisieren die Kraft der Sonne. Alant wird gerne in Räuchermischungen in der dunklen Jahreszeit verwendet, um sich die Lichtkraft der Sonne zu holen. Seine keimtötende Wirkung, ähnlich der des Wacholders, wurde beim Ausräuchern von Haus und Hof eingesetzt. Vor das Haus und den Stall gehängt schützte Alant vor Krankheitsdämonen.

Die getrocknete Wurzel hat einen dezent weihrauchähnlichen, veilchenartigen Duft, daher auch sein Name Weihrauchwurz. Dieser wohltuende Duft durchströmt einen und richtet innerlich auf, wärmt und macht zuversichtlich.

Ein anderer Name ist Elfenwurz, denn er wächst bevorzugt, wo viele Elfen und Naturwesen zu Hause sind, am liebsten in einem Naturgarten.

Alant gehörte in den Kräuterbuschen zu Mariä Himmelfahrt am 15. August, und es sollten möglichst so viele Alant-Blütenköpfe im Buschen sein, wie Menschen und Großvieh auf dem Hof lebten. Laut alter Überlieferung soll ein Tee dieses Kräuterbuschen besonders heilkräftig sein.

Alant gilt als eine der ältesten Heilpflanzen und wurde als Universalheilmittel eingesetzt: bei Bronchial- und Lungenleiden, zur Schleimlösung aus der Lunge und für leichteres Abhusten sowie bei Magen-, Darm-, Gallebeschwerden und Leber-, Blasen-, Nierenproblemen. Das amerikanische National Cancer Institute bestätigt, dass der echte Alant krebshemmende Wirkung hat. 1804 wurde erstmals der Wirkstoff Inulin aus dem Alant isoliert.

Alant wird in unseren Gärten kultiviert, nur vereinzelt ist er verwildert anzutreffen. Alant wird bis 2 m hoch und hat viele kleine, gelbe Blütenköpfe, sein langer Stiel ist behaart mit großen, länglichen Blättern, deren Unterseite filzig behaart ist. Alant blüht von Juni bis September und braucht tiefgründigen, lehmigen Boden. Bitte nicht verwechseln mit der ähnlich aussehenden Thelekie, die herzförmige Blätter hat.

Sammelzeit: Die Wurzel wird im zeitigen Frühjahr oder im Spätherbst bei abnehmendem Mond frühmorgens oder während der Abenddämmerung geerntet.

Wirkung beim Räuchern: Alant bringt die Sonne ins Herz, vertreibt Traurigkeit, Angst und Melancholie. Er bringt Leichtigkeit, löst festgefahrene Gedanken und Muster, beruhigt bei Anspannung und Stress, erdet, verbindet und steigert die Lebensfreude bei all unserem Tun.

Spruch
„So wie die Sonne auf die Erde wirkt, so wirkt das Herz auf den Leib." Paracelsus

Alraune (*Mangragora officinalis*) – Familie der Nachtschattengewächse

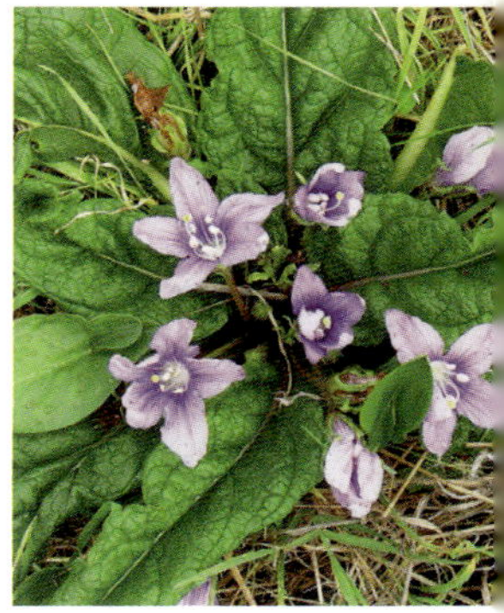

Volksnamen: Galgenmännchen, Erdmännchen, Menschenwurzel, Zauberwurzel, Liebeskraut, Liebesäpfel, Hexenkraut.
Warnvermerk: Sehr giftig!
Wissenswertes: Ein uraltes Zauberkraut, das im Mittelalter mit Gold aufgewogen wurde. Heute kennt sie jeder durch die Harry-Potter-Filme. Aufgrund der menschenähnlichen Gestalt ihrer Wurzel, glaubte man, der in ihr wohnende Pflanzengeist sei den Menschen wohlgesonnen und bringe Glück und Reichtum ins Haus. So wurde die Wurzel sorgsam umhegt, eingekleidet und ein besonderer Platz für sie gesucht. Wollte man sie selbst ausgraben, musste man ein besonderes Ritual ausführen und an ihrer statt eine äußerst wertvolle Opfergabe zurücklassen.
Die Wurzel selbst wurde für medizinische Zwecke verwendet, zum Beispiel zur Betäubung bei Operationen, bei starken Zahnschmerzen oder zur Schlafförderung. Findet man aber nicht die richtige Dosierung, kann sie schnell zum Tode führen, denn sie ist äußerst giftig, weswegen sie heute nicht mehr angewandt wird.
Den Früchten der Alraune, auch Liebesäpfel genannt, wird eine potenzsteigernde und aphrodisierende Wirkung nachgesagt. Hildegard von Bingen schrieb über die Alraune, dass der Mensch gemäß seinen Wünschen, seien sie gut oder schlecht, von der Alraune angetrieben wird. Wenn man sie aus der Erde ausgegraben hat, soll man sie schnell für einen Tag und eine Nacht in eine Quelle legen, dadurch wird das Üble und der verderbende Saft aus ihr herausgezogen, sodass sie nicht länger zur Magie taugt. Hildegard von Bingen riet: „Wer im Kopf Schmerzen hat, der esse vom Kopf der Wurzel, wer in der Hand Schmerzen hat, der esse von der Hand, wer im Rücken Schmerzen hat, der esse vom Rücken."

Die heimische Alraune ist bei uns nicht mehr zu finden. Aber in ausgewählten Gärtnereien findet man frühlings- und herbstblühende Alraunen, die aus dem Mittelmeergebiet stammen und entsprechend trockene Sandböden lieben. Blüten- und Fruchtfarbe variieren je nach Sorte. Die Herbst-Alraune (Mandragora autumnalis) ist bei uns winterhart, wird bis 30 cm hoch und ihre Wurzel kann bis 60 cm lang werden.

Sammelzeit: Die Früchte werden zwischen Juni und August geerntet.
Der magische Sammelzeitpunkt für die Wurzel ist zur Sonnenwende in einer Vollmondnacht.
Wirkung beim Räuchern: Wie das Bilsenkraut ist auch die Alraune aufgrund ihres Tropanalkaloidgehalts sehr giftig. Dies wirkt bewusstseinsverändernd, weswegen eine Überdosierung unbedingt zu vermeiden ist. Verwenden Sie beim Verräuchern immer nur geringe Mengen und stets nur bei geöffneten Fenstern. Auf keinen Fall sollten Kinder oder Schwangere oder gar labile Menschen zugegen sein. Ohne fachkundliche Anleitung sollten Experimente mit der Alraune unbedingt unterlassen werden!
Alraunenwurzel fördert den Kontakt mit den Ahnen, der Natur und ihren Wesenheiten. Es eignet sich zum Orakeln und um in die Zukunft zu schauen. Die Früchte werden bei Liebesräucherungen eingesetzt.

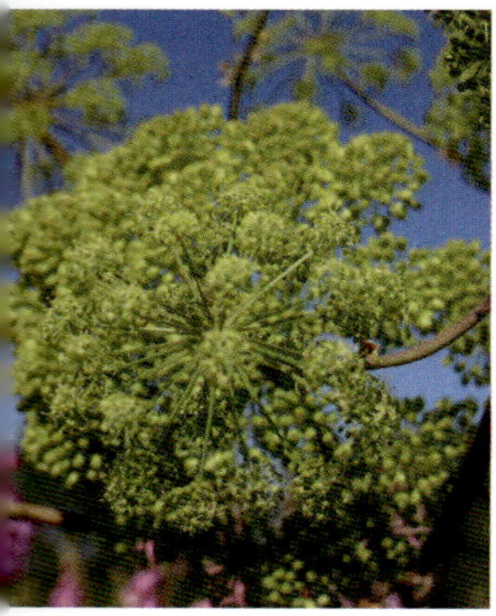

Engelwurz (*Angelica archangelica*) – Familie der Doldenblütler

Volksnamen: Angelika, Angstwurz, Brustwurz, Cholerawurz, Dreyeinigkeitswurzel, Erzengelwurz, Giftwurz, Heiligbitter, Heiligengeistwurz, Theriakwurzel, Zahnwurzel.
Wissenswertes: Zu ihrem bedeutungsvollen Namen kam die Engelwurz, weil nach alter Überlieferung ein Engel die Menschen auf ihre große Heilkraft aufmerksam machte. Sie wird dem Erzengel Raphael, dem Engel der Heilung, zugeschrieben. Er offenbarte den Menschen in Zeiten der Pest das Heilmittel, weswegen man sie im Volksmund auch Erzengelwurz nennt. Um sich vor Ansteckung mit Pest und anderen Seuchen zu schützen, nahm man die Wurzel in den Mund und kaute drauf. So gibt es viele Anwendungen rund um die Pestzeit, wie etwa den beliebten 4-Räuber-Essig. Dafür wurden als Hauptzutaten Engelwurz, Thymian, Weinraute in Essig eingelegt. Der Überlieferung nach rieben vier Räuber sich mit diesem Essig ein und tauchten zusätzlich ein Tuch in den Essig, welches sie sich vor die Nase und den Mund hielten. So waren sie vor Ansteckung geschützt und raubten unbeschadet die Pestleichen und deren Wohnungen aus. Trägt man ein Stück Wurzel oder die Samen der Engelwurz bei sich, kann einem nichts Böses widerfahren. Engelwurz war ein wichtiger Bestandteil des Allheilmittels Theriak, daher stammt ihr Volksname Theriakwurzel. Auch im Schwedenbitter – dem Lebenselixier laut Maria Treben – findet man die Engelwurz.
Betrachtet man ihre Blütendolden, bevor sie aus dem sie umhüllenden Blatt treten, sieht dies aus, als würde eine schützende Hand über sie gehalten. So entstand der Glaube an ihre außergewöhnlich schützende Kraft vor allem Unheil, ganz besonders für Kinder. Die Engelwurz gilt als Bindeglied zwischen Himmel und Erde, sie ist ausgestattet mit der Elementarkraft, alle Schwachen und Schutzlosen zu beschützen. Zum Schutz vor allem Negativen von außen, streute man rund um sein Haus Engelwurzsamen.
Seit dem Mittelalter wird die Engelwurz in der Volksheilkunde verwendet. Mit ihren Bitterstoffen und ätherischen Ölen stimuliert sie das Verdauungssystem,

den Magen, die Leber, kurbelt die Gallenfunktion an und die Bauchspeicheldrüse. Sie stärkt das Immunsystem, hilft bei Erkältungskrankheiten, bei Lungen- und Halsleiden. Für Babys wird gerne ein Balsam aus Engelwurz bereitet, der ihnen bei Stockschnupfen hilft. Er stärkt, wärmt und wirkt wohltuend auf Körper, Geist und Seele. Bäder aus Engelwurz lindern bei Rheuma, Gicht und Nervenschmerzen. Auch wird sie gerne gegessen: Jungtriebe und Blätter zu Salat oder als Tee, die Stängel kandiert oder für Kompott, die Samen für Desserts und Getränke und die Wurzel als Gemüse.

Die Engelwurz ist selten als Wildpflanze anzutreffen. Eine Unterart, die Waldengelwurz (*Angelica silvestris L.*) hat die gleiche Wirkung und man findet sie in schattigen Jungwäldern und auf feuchten Wiesen. Die Engelwurz wächst allgemein gerne in Wäldern sowie an Uferböschungen. Sie kann über 2 m hoch werden, der Stängel ist dick, rund, gerillt und innen hohl. Sie hat zwei- bis dreifach gefiederte Blätter, die auf der Unterseite bläulich-grün sind und auf der Hinterseite einen roten Ring am Blattansatz haben. Die Blüte ist eine große Dolde mit kleinen grünlich-weißen Blüten, die nach Honig duften. Sie blühen von Juli bis August. Die Wurzel verströmt ein leicht würziges, nach Sellerie duftendes Aroma.

Sammelzeit: Die Pflanze ist zweijährig, darum sammelt man die Wurzel am besten im zeitigen Frühling des zweiten Jahres bei abnehmendem Mond. Die Samen werden im Herbst um die Mittagszeit gesammelt.
Wirkung beim Räuchern: Die Engelwurz hat die Kraft, verlorene Seelen ans Licht zu führen. Ist man einsam und allein, hält Engelwurz seine schützende Hand über einen. Sie gehört in jede Schutzräucherung, vertreibt Depressionen und bringt Licht auf deinen Weg.
Engelwurzsamen wirken stimmungsaufhellend, antidepressiv und sind Balsam für die Seele.

Kalmus (*Acorus calamus*) – Familie der Aronstabgewächse

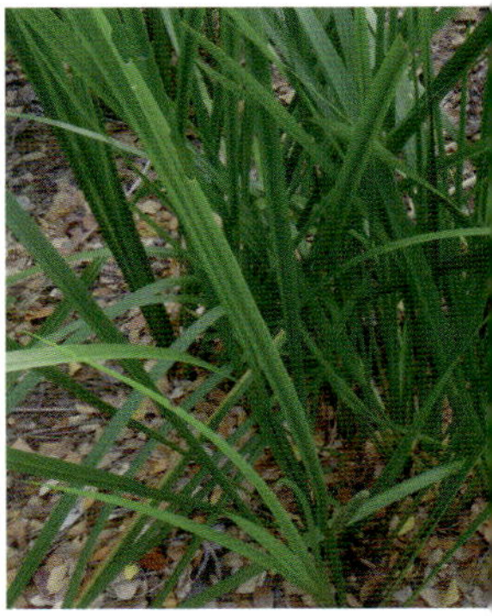

Volksnamen: Ackerwurz, Ackermann, Augenwurz, Brustwurz, Deutscher Ingwer, Heiliges Rohr, Magenwurz, Lebensverlängerer, Venuspflanze, Gewürzkalmus .
Wissenswertes: Schon vor Christi Geburt im Mittelmeerraum als Heilmittel hoch geschätzt, fand Kalmus nachweislich erst im 16. Jahrhundert seinen Weg zu uns, ist aber mittlerweile auf der ganzen Welt verbreitet. Die alten Römer bereiteten aus ihm eine magische Salbe, die immerwährende Schönheit versprach. Der Leibarzt von Kaiser Ferdinand I. brachte die Kalmuswurzel aus Konstantinopel mit, denn sie sollte durch ihre potenzsteigernde Wirkung für zahlreiche kaiserliche Nachkommen sorgen. Kalmus ist aber auch eins der besten Magenmittel bei Störungen wie Krämpfen und Schmerzen in der Bauchgegend oder bei Durchfall. Bei Blähungen oder Völlegefühl, aber auch bei Erschöpfungs- und Schwächezuständen bringt Kalmus den Kreislauf wieder in Schwung. Ein Kalmusbad beruhigt die Nerven beseitigt Schlaflosigkeit und ist zudem bei Unterleibsbe-

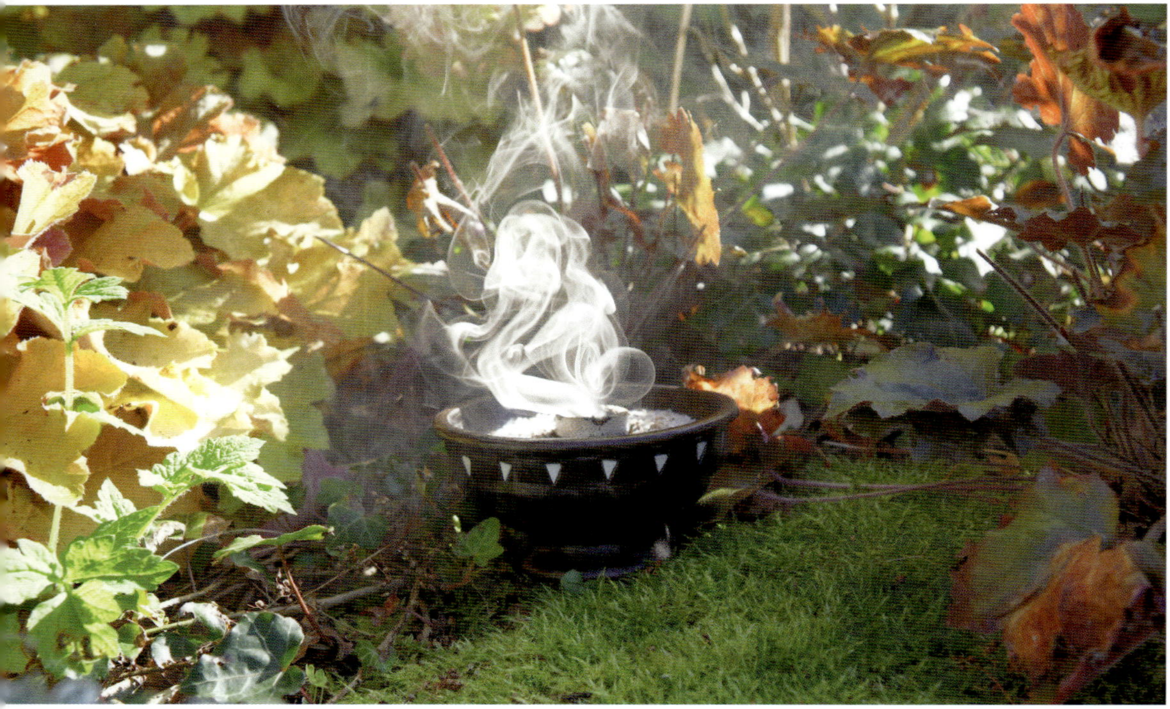

schwerden hilfreich. Er wurde zur Raucherentwöhnung eingesetzt, dazu kaute man ein Stück der Kalmuswurzel, was bei Rauchern einen leichten Brechreiz hervorruft und so bei mehrmaliger Anwendung zum Erfolg führen soll.
Bei leichten Zahnschmerzen und Zahnfleischblutungen kaut man jeden Abend ein Stück Kalmuswurzel oder bereitet sich einen Tee für Mundspülungen. Kalmus in Wein angesetzt stärkt den ganzen Organismus und ist wohltuend für Magen und Darm.

Kalmus liebt das Wasser, man findet ihn in der Nähe von Teichen, Bächen, Seen und stehenden Gewässern. Er wächst sehr gut am Ufer von Gartenteichen, wenn man ihm seinen Freiraum lässt. Die Wurzel wächst waagrecht durch die feuchte Ufererde. Die Pflanze mit ihren schwertförmigen, breiten und oben spitz zulaufenden Blättern wird bis 90 cm hoch. Kalmus hat drei- bis vierkantige Stängel, an denen von Juni bis August ein kegelförmiger, grünlich bis bräunlich-gelber Blütenkolben erscheint. Die Frucht wird bei uns nie reif. Die Wurzel schmeckt bitter.

Sammelzeit: Die Wurzel wird im Herbst oder zeitigen Frühjahr geerntet.
Wirkung beim Räuchern: Bei Meditationen fördert Kalmus das geistige Erwachen. Er reinigt und desinfiziert die Raumluft, klärt die Gedanken und schärft die Wahrnehmung. In brenzligen Situationen behält man die Nerven, findet die richtigen Worte. Kalmus macht uns zufriedener. Bei Erschöpfungszuständen wirkt er stärkend und regenerierend. Zudem wirkt er potenzsteigernd und fördert die Zweisamkeit.

Fremdländische Harze

Aus vielen Bäumen können Räucherharze gewonnen werden, und so ist das Räuchern in allen Weltkulturen verankert. Wo man auch hinkommt, wird es als etwas Göttliches, Himmlisches oder Paradiesisches angesehen und die Menschen glauben, der aufsteigende Rauch bringe Botschaften zu den Göttern. Im Laufe der Jahrtausende kamen über die Handelswege der Welt zwei ganz besondere Räucherharze zu uns.

Weihrauchbaum (*Boswellia sacra*) – Familie der Balsambaumgewächse

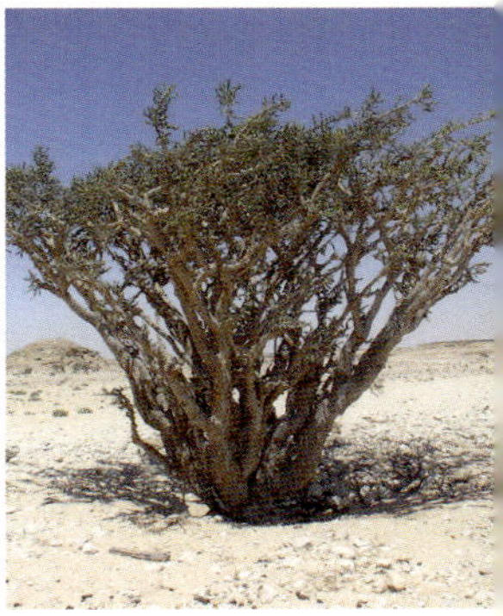

Volksnamen: Räucherharz, Weihrauch.

Die Heimat des Weihrauchs liegt in Südarabien, Ägypten und Somalia, denn er braucht tropisches Klima.
Der beste Weihrauch stammt aus dem Oman.
Der kleine, zierliche Baum, der einen zitronigen Duft verströmt und durch seine gedrückte Krone auffällt, wächst in Gegenden mit extremen Temperaturunterschieden. Verwendet wird das Harz des Weihrauchbaumes.

Echte Myrrhe (*Commiphora myrrha*) – Familie der Balsambaumgewächse

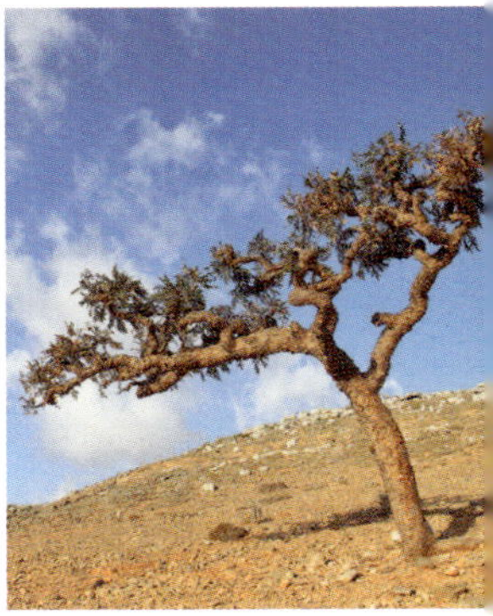

Volksnamen: Rote Myrrhe, Balsamier, Orientalischer Fröhlichkeitstrank.

Myrrhe wächst in Arabien und Teilen Afrikas und braucht wie der Weihrauch auch tropisches Klima. Sie ist ein kleiner, dorniger Strauch, dessen Harz gewonnen wird. Ihr Duft ist eher herb bis bitter.

Wissenswertes: Weihrauch und Myrrhe sind äußerst wohlriechende Harze und waren immer schon sehr begehrt, aber unerschwinglich für das normale Volk. Über die sogenannte Weihrauchstraße, eine der ältesten Handelsrouten der Welt, gelangte der Weihrauch bereits lange vor Christi Geburt nach Europa. Seine tatsächliche Herkunft wurde lange geheim gehalten, um sich vor Eroberung und Plünderung zu schützen. Myrrhe war dreimal so teuer wie Weihrauch. Es war den Königen und Kaisern, den Kirchenoberhäuptern, den Wohlhabenden und Reichen vorbehalten. Ein Zeugnis des besonderen Wertes, den Weihrauch und Myrrhe hatten, ist ihre Erwähnung in der Bibel als Geschenke der drei Weisen aus dem Morgenland für das Christuskind.
Zu Zeiten des römischen Kaisers Nero wurde Weihrauch mit Gold aufgewogen, man nannte es auch das weiße Gold. So ist es nicht verwunderlich, dass der Weihrauch erst vor ca. 100 Jahren in unseren Häusern Einzug gehalten hat. Wie alles Fremdländische oder Exotische hatte er eine besondere Anziehungskraft

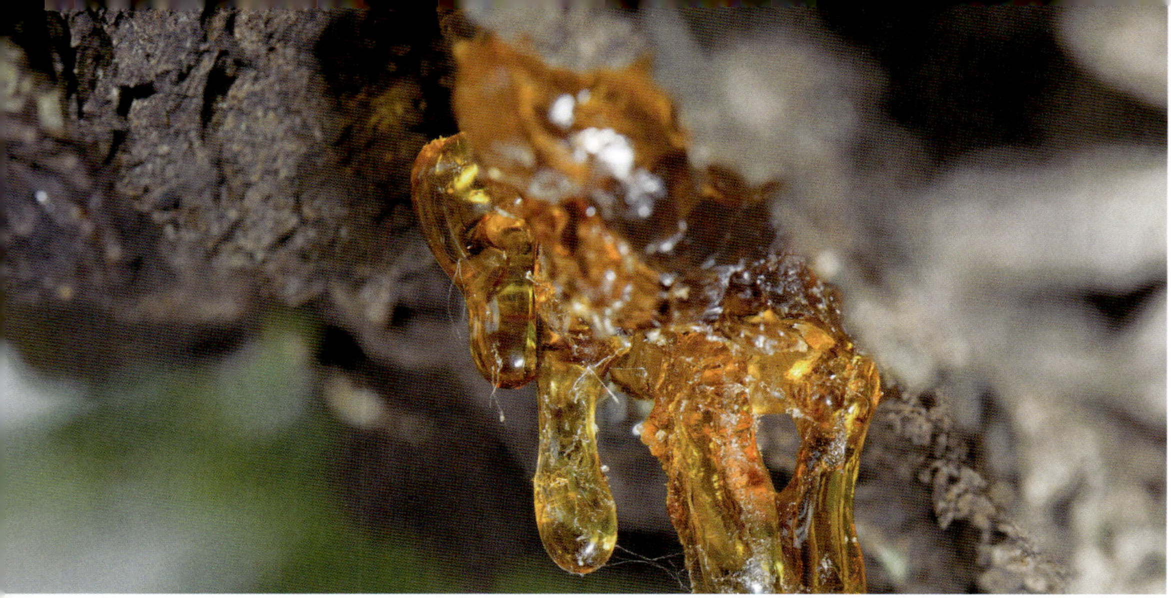

und so verdrängte er allmählich unsere heimischen Räucherharze und -kräuter. Morgenländische Frauen räucherten sich und ihre Kinder mit Weihrauch, um dessen Wohlgeruch zu verbreiten, aber auch um die Männer zu verführen. In Zeiten der Pest glaubten sie, dass die Seuche aus dem Wasser komme, darum wuschen sie sich nicht mehr, sondern räucherten sich nur ab. Die Römer versuchten mit dem Weihrauchrauch den Gestank der Gassen aus ihren Häusern zu vertreiben. Auch sie bauten auf seine keimtötende Wirkung. In den Kirchen wurden Weihrauch und Myrrhe früher immer zu gleichen Teilen verräuchert, denn Weihrauch steht für das Männliche, Geistige, Spirituelle und Myrrhe für das Weibliche, Erdige und Bodenständige. Gemischt bringt es alles ins Gleichgewicht.
Aufgrund seiner desinfizierenden Wirkung wurde Weihrauch gern zum Ausräuchern von Haus und Stall verwendet. Getreidespeicher oder andere Vorratskammern wurden gegen Ungeziefer mit Weihrauch geräuchert. Weihrauch stärkt das Immunsystem und hat eine entzündungshemmende und schmerzstillende Wirkung. Myrrhe wurde bei Unterleibsproblemen wie Scheidenpilz und Harnwegsinfekten verräuchert, sowie bei Zahnfleischentzündungen und Asthma. Eine Salbe oder Öl aus Weihrauch oder Myrrhe half bei chronischen Entzündungen, bei Rheuma und Arthritis, Gelenkschmerzen und der Behandlung von Wunden.

Weihrauch räuchern: Man verwendet das Weihrauchharz. Es öffnet das geistige Feld für Meditation und Gebet. Es fördert die Konzentration und wirkt desinfizierend und keimtötend.

Myrrhe räuchern: Man verwendet das Harz des Myrrenbaumes. Myrrhe erdet, sagt Ja zum Leben und fördert die Konzentration. Sie hilft den weiblichen Schmerzkörper zu heilen, das heißt bei schwerer Geburt oder nach sexueller Nötigung. Sie wirkt entzündungshemmend und pilztötend.

Beide gemeinsam wurden zur Bewusstseinserweiterung verräuchert.

Rotbuche (*Fagus silvatica*) – Familie der Buchengewächse

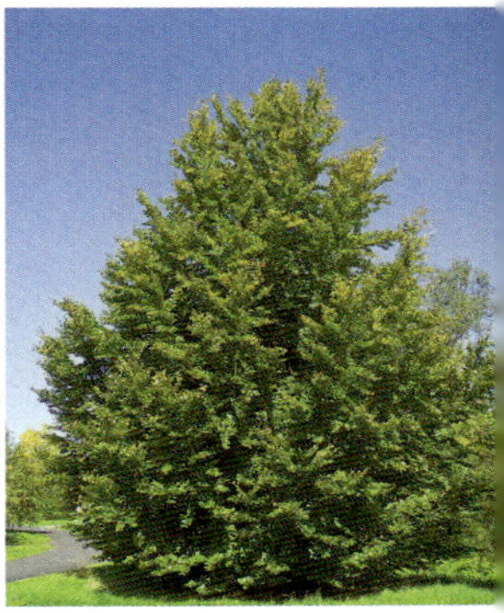

Volksnamen: Buche.
Wissenswertes: Man nennt die Buche auch die Mutter der Buchstaben. Die anfänglichen Schriftzeichen unserer Vorfahren, die Runen, wurden in Buchenstäbe geritzt, welche vorwiegend zum Orakeln benutzt wurden. Später wurden aus Buchenholz kleine Tafeln oder Scheiben gefertigt, auf denen man wichtige Ereignisse festhielt oder auch um Botschaften zu übermitteln. Auch die Buchenstaben für die erste Druckerpresse waren aus Buchenholz geschnitzt.
Die Buche macht einen klaren Kopf und steht für Weisheit, Großzügigkeit und Toleranz. Die Buche ist äußerst vielfältig in ihrer Verwendung. Für die Ernährung verwendete man im Frühjahr die Blätter und im Herbst die äußerst nahrhaften Bucheckern. Aus Buchenspänen stellte man Holzessig her und Buchenasche verwendete man zur Seifenherstellung oder man bereitete sich eine Lauge zum Wäschewaschen.
Die Gewölbe gotischer Kathedralen sind Buchenwäldern nachempfunden.
An alten Buchenstämmen wächst eine Besonderheit, der Zunderschwamm. Dieser Pilz befällt den Baum, wenn sein Lebensende naht. Wie sein Name ahnen lässt, wurde er zum Feuermachen benutzt oder – noch viel wichtiger – um Feuer von einem Ort zum anderen zu bringen, ohne dass es erlischt. Man bohrte ein Loch in den Schwamm und brachte ihn innen zum Glühen. So konnte man Feuer über weite Strecken transportieren.
In der Volksheilkunde wird die Buche nur mehr wenig genutzt. Umschläge und Einreibungen aus den Blättern verwendete man bei Rheuma und Gicht. In der Bachblütentherapie wird die Rotbuche (Beech) bei Intoleranz und übertriebener Kritiksucht angewandt.

Die Buche ist ein Laubbaum, wird bis 40 m hoch und erreicht frei stehend einen Kronendurchmesser von bis zu 15 m. Ihre Äste reichen bis zum Boden, so schützt sie ihren Stamm vor der Sonneneinstrahlung. Buchen wachsen gerne auf nährstoffreichen, sauren bis kalkreichen Böden bis 1000 m ü. NN. Ihre Rinde ist silbergrau und glatt. Die Blätter sind eiförmig und sie blühen von April bis Mai. Die Früchte bilden sich von August bis Oktober. Buchen sind einhäusig, d.h. es befinden sich sowohl männliche als auch weibliche Blüten auf dem Baum.

Sammelzeit: Buchenholz, Rinde und Blatt können das ganze Jahr über gesammelt werden.
Wirkung beim Räuchern: Die Buche macht einen klaren Kopf, bringt Ordnung ins Chaos. Sie kühlt hitzige Gemüter, wirkt allgemein beruhigend und schafft neue Perspektiven.

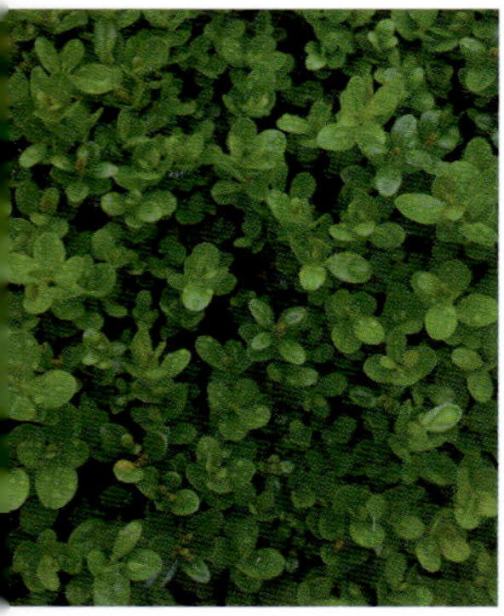

Buchsbaum (*Buxus sempervirens*) – Familie der Buchsbaumgewächse

Volksnamen: Buchs, Buxbaum, Palm, Grabkraut, Bux.
Warnvermerk: giftig!
Wissenswertes: Der immergrüne Buchs galt als Symbol für die Unsterblichkeit. Links und rechts vor die Eingangstür gepflanzt war der Wächter des Hauses und gaben Schutz vor allen finsteren Mächten. Man glaubte auch, er versetze Hexen in einen Zählzwang, sodass sie seine vielen Blätter einfach zählen mussten, damit aber nie fertig wurden und so keinen Schaden mehr anrichten konnten.
Buchs wird oft an Eingängen zu Friedhöfen gepflanzt. Er lässt nichts Böses rein und ist Bewahrer der Toten. Um sicherzugehen, dass die Geister der Verstorbenen nicht zurückkehrten, umrandete man die Gräber mit Buchs.
Als immergrüner Busch gilt er als Sitz aller Vegetationsgeister. So verwendete man einen Buchszweig als Lebensrute und übertrug mit ihm die Vegetationskraft auf einen Menschen. Die Zweige des Buchsbaums werden heute noch am Palmsonntag bei katholischen Kirchenfesten geweiht. Als Teil des Palmbuschens wird er anschließend zum Schutz vor Krankheit, gegen jegliches Unheil, Blitz und Hagel in Stall und Haus aufgehängt, aber auch als Fruchtbarkeitssymbol zu Georgi in die Hausgärten und auf die Felder gesteckt.
Rastlose, unruhige Menschen sollten immer ein Stück Buchsbaumholz am Körper tragen, denn es beruhigt, bringt innere Ruhe und die Gedanken werden klar. Pflanzte man den Buchs auf eine Wasserader, vermindert er die schädliche Strahlung. Damit er diese Kraft vollkommen entfalten kann, soll man ihn regelmäßig schneiden und im Winter von Schnee befreien. Mancher umrandet heute noch gerne mit ihm das ganze Grundstück. In Schlossgärten und Parkanlagen ist er eine beliebte Beeteinfassung, denn man kann Buchs leicht in Form schneiden, z.B. als Kugel, Pyramide oder in Tierformen. Er treibt immer wieder neu auf allen Seiten aus. So wurde er zum Symbol ungebrochener Lebenskraft und Vitalität. Erleidet man auch mal einen Rückschlag, eröffnen sich einem durch Buchs immer wieder neu Wege, das Leben steht einem nach allen Seiten offen.
Der Buchs soll auch gegen teuflische Triebhaftigkeit wirken, denn Lüsternheit und Geilheit wurden allgemein als Teufelswerk bezeichnet. Aus Heilsprüchen stammen folgende überlieferte Heilanwendungen: Bei Fieber hängte man sich ein Fiebersackerl aus 72 Buchsblättern um den Hals, über nach Nacht getragen, morgens abgenommen, die Blätter von 72 auf 1 gezählt und in fließendes Wasser geworfen.
Der Buchsbaum galt als zuverlässiges Mittel gegen Malaria (Wechselfieber) und wurde auch bei Syphilis und Fieber eingesetzt. Doch wegen seiner Giftigkeit ist er heute zur Einnahme nicht mehr in Verwendung. Nur mehr in homöopathischer Form gegen Rheuma. Äußerlich wandte man einen starken Teeaufguss oder alkoholischen Auszug der Buchsbaumblätter als Bäder, Waschungen oder Umschläge bei Rheuma, Hauterkrankungen und Gicht an. Bei regelmäßiger äußerlicher Anwendung fördert Buchs den Haarwuchs.

Buchsbaum findet man wild nur sehr selten, doch als Zierpflanze wird er in unseren Gärten kultiviert. Er ist ein langsam wachsender, immergrüner Strauch oder selten ein Baum. Dann kann er bis 8 m hoch werden. Er hat kleine, ovale, dunkelgrüne, lederartige Blätter. Seine unscheinbaren gelben Blüten blühen von März bis April. Danach bildet er Kapselfrüchte.

Sammelzeit: Blätter und Holz werden von November bis Januar geerntet.
Wirkung beim Räuchern: Er klärt Raum und Geist, man fühlt sich sogleich sicher und geborgen. Es bildet sich ein Schutzschirm, der von allem Äußeren abschirmt. Man kann sein Innerstes wieder entfalten, was verdrängt wurde, kann gelöst werden. Er wirkt entspannend und beruhigend auf den Körper und pure Lebenskraft durchströmt einen.

Europäische Eibe (*Taxus baccata*) – Familie der Eibengewächse

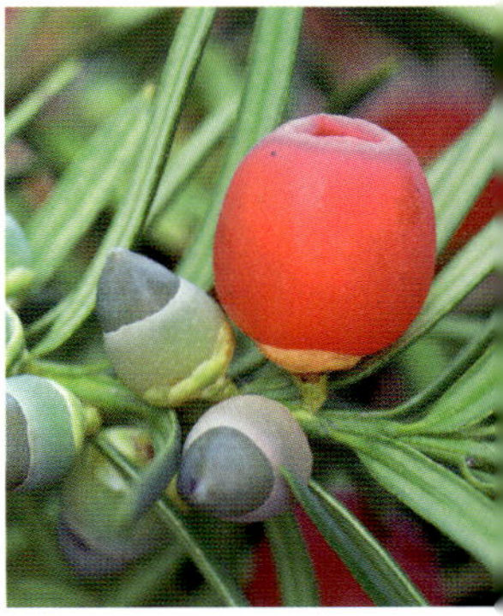

Volksnamen: Eibe, gemeine Eibe.
Warnvermerk: sehr giftig!
Wissenswertes: Die Eibe findet man in vielen alten Kulturen als heiligen Baum. Sie überdauert mehrere Menschenleben und begleitet so Generationen in ihrem Leben und Sterben. Die Eibe steht für Tod und Wiedergeburt, sie ist der Baum der Unsterblichkeit. Man glaubte, sie begleite die Seele auf ihrer Reise ins nächste Leben. Eiben können über 2000 Jahre alt werden, sie haben die Fähigkeit zu überdauern, sich immer wieder zu erneuern. Auch wenn sie innen irgendwann hohl und morsch sind, wachsen sie doch außen immer weiter. So sahen unsere Vorfahren in ihnen Leben und Sterben vereint, wie das eine mit dem anderen zusammenhängt. Für die Kelten und Germanen war die Eibe stets ein heiliger Baum, der vor Dämonen und jedem Zauber schützte. Sie fertigten sich Amulette aus ihrem Holz und trugen sie nah am Körper.
Das Holz der Eibe ist sehr hart, zäh und dabei doch äußerst biegsam. Man stellte aus ihm Pfeile, Bögen, Armbrüste und Speere her. Zudem ist die Eibe giftig, weshalb auch Pfeilgift aus ihr gewonnen wurde.
Früher war es üblich, Tiere die man schlachten wollte, einen Monat vorher mit Eibe abzuräuchern, um sie auf ihre Bestimmung vorzubereiten.
Mit Eiben wurden früher Wurmkuren durchgeführt, die allerdings ab und an mit dem Tod endeten, denn alle Teile der Eibe sind sehr giftig, ausgenommen das rote Fruchtfleisch.

Die Eibe steht unter Naturschutz! Daher darf in freier Natur nichts von ihr gesammelt werden. Man findet sie aber auch in vielen unserer Gärten. Sie ist der einzige giftige Nadelbaum in Europa. Sie wächst als immergrüner Strauch oder Baum, der bis 15 m hoch werden kann. Ihre etwa 2 mm breiten und 3 cm langen Nadeln sind glänzend dunkelgrün mit hellgrüner Unterseite. Ihre unscheinbaren Blüten erscheinen von März bis April. Die roten Beeren reifen im Herbst.

Sammelzeit: Die Triebspitzen und das Holz erntet man im Spätherbst.
Wirkung beim Räuchern: Beim Räuchern fördert Eibe den Ahnenkontakt und hilft, sich von alten Verpflichtungen loszulösen, sodass etwas Neues beginnen kann. Sie ist hilfreich bei der Sterbebegleitung, man kann leichter gehen lassen, loslassen. Stehen wir vor neuen Aufgaben oder befinden wir uns in einem Umbruch, unterstützt die Eibe mit dem Vergangenen abzuschließen und es gut sein zu lassen.
Beim Verräuchern nur geringe Mengen verwenden und stets bei geöffneten Fenstern räuchern. Auf keinen Fall bei Kindern, in der Schwangerschaft oder neben labilen Menschen anwenden.

Sie werden schon bemerkt haben, das viele Pflanzen ähnliche Kräfte haben, umso wichtiger ist es, darauf zu achten, welche Pflanze einen persönlich mehr anspricht! Folgen sie Ihrer Intuition und Ihrem Bauchgefühl.

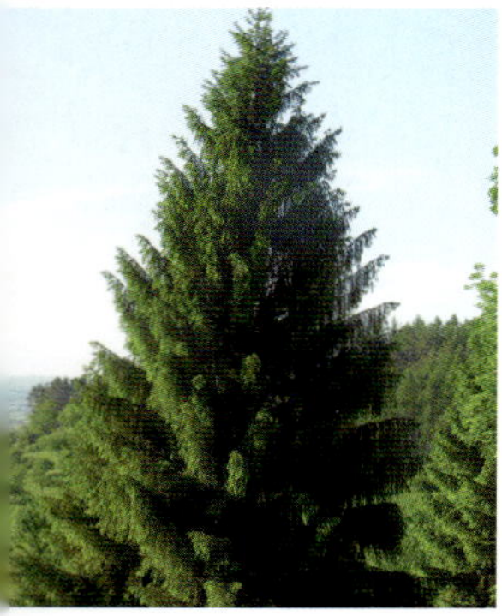

Fichte (*Picea abies*) – Familie der Föhrengewächse

Volksnamen: Fichtenbaum, Grünfichte, Pechbaum, Pechtanne, Rottanne, Schwarztanne, Harztanne, Feichten.
Wissenswertes: Die Fichte war schon immer der Brotbaum der Bauern. Sie wurde zum Heizen, zum Bauen, als Nahrungsmittel genutzt, aber auch zum Räuchern und als Heilmittel. Sie wärmt, ernährt und heilt. Eine Fichte kann im Schnitt bis 600 Jahre alt werden, doch ein Exemplar in Schweden ist mit nachweislich gut 9550 Jahren der älteste Baum der Welt. Deshalb symbolisiert die Fichte Langlebigkeit und Ausdauer.
Schon die antiken Schiffsbauer schätzten die Fichte, denn ihre gerade gewachsenen, hohen Stämme ergaben die idealen Schiffsmasten, und der berühmte Geigenbauer Stradivari suchte in den hochgelegenen Gebirgstälern nach langsam wachsenden Fichtenstämmen, deren Jahresringe den besten Klang brachten. Fichten wachsen bis in Höhen von 2000 m ü. NN, nur die Latschen schaffen es noch höher hinaus. Neben der Tanne gehört die Fichte zu den beliebten Weihnachtsbäumen. Sie war schon immer ein Schutzbaum, der uns mütterliche Geborgenheit schenkt.
Fichtennadeln haben einen hohen Vitamin-C-Gehalt und sind das ganze Jahr über verfügbar, wobei die jungen Maitriebe am wertvollsten und bekömmlichsten sind. Man nutzt sie in der Küche als Schnittlaucherersatz oder zum Würzen für die Suppen. Die jungen Triebspitzen in Honig oder Zucker eingelegt, ergeben ein hervorragendes Erkältungsmittel bei Husten und Bronchitis. Aber auch als Badezusatz leistet Fichte ihre Dienste. Man verwendet dazu immer die ganz frischen Triebe, da hier der Vitamin-C-Gehalt am höchsten ist. Früher war Fichtenharz für Waldarbeiter ein probates und überall verfügbares Erste-Hilfe-Mittel, wenn sie sich bei der Waldarbeit verletzt hatten. Wie es für den Baum zum

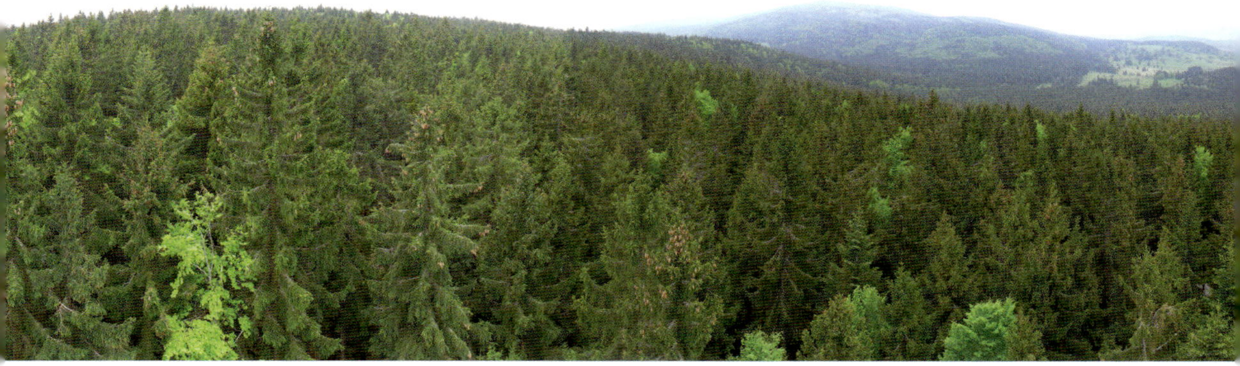

Wundverschluss dienlich ist, ist es auch bei den Menschen: Es wirkt wundheilend und desinfizierend.
Die Volksnamen Pechbaum, Harztanne oder Pechtanne besagen, dass man von ihr Harz (Pech) gewinnen kann. Pechsalbe erlebt eine Renaissance, doch während das Pech früher in Schweineschmalz ausgezogen wurde, verwendet man dazu heute meist Olivenöl. Diese aus Fichtenharz hergestellte Salbe wurde als Wund-, Heil- und Zugsalbe verwendet. Fichtenharz tötet Bakterien ab und ist gut bei Husten, Heiserkeit und Zahnfleischentzündungen, weswegen es früher direkt – wie heute Kaugummi – gekaut wurde.
Lange bevor Weihrauch und Myrrhe aus dem Abendland zu uns kamen, waren die Harze und Nadeln heimischer Bäume unsere wichtigsten Räuchermittel, man nannte sie Waldweihrauch. Er reinigt und desinfiziert. Spaziergänge in Fichtenwäldern stärken Lungen und Bronchien und lassen uns wieder durchatmen.

Die Fichte ist ein Waldbaum und wächst am liebsten auf frischen, durchlüfteten Böden. Sie ist ein immergrüner Nadelbaum mit pyramidenförmiger Krone. Seine runden, nadelförmigen Blätter sind spitz, einzelstehend und der Baum selbst kann bis 50 m hoch werden. Fichten blühen von April bis Mai. Fichtenzapfen sind zylindrisch, braun und hängen von den Ästen herab, sie reifen von Oktober bis November. In jungen Jahren ist die Rinde der Fichten rotbraun und glatt, später wird sie schuppig und graubraun.

Sammelzeit: Triebspitzen, Zapfen, Holz und das Harz können das ganze Jahr über gesammelt werden.
Wirkung beim Räuchern: Man verspürt eine angenehme Wärme, sie durchfließt uns und schenkt uns Schutz und Geborgenheit. Der Rauch hat die Kraft, tiefliegende seelische Verletzungen, die gelöst werden wollen, an die Oberfläche zu holen und in Lösung zu bringen. Fichtenrauch wirkt konzentrationsfördernd, desinfizierend auf die Raumluft und lindert Erkältungskrankheiten. Er reinigt Raum und Haus von Schwere und Beengtheit.

Spruch
Harz ist stoffgewordenes Sonnenlicht.

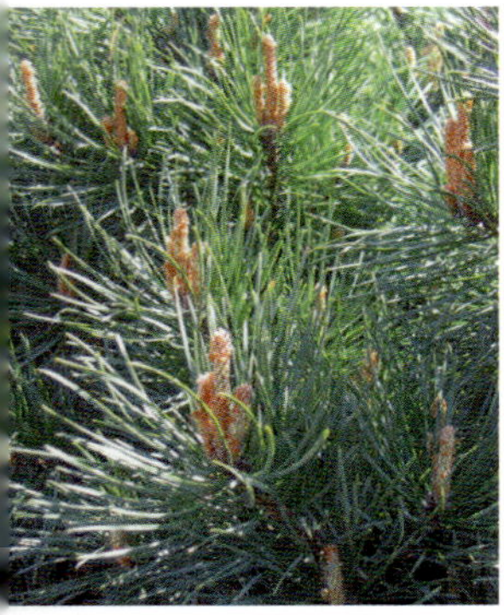

Kiefer (*Pinus silvestris*) – Familie der Föhrengewächse

Volksnamen: Föhre, Forche, Däle, Kienholz, Feuerbaum.
Wissenswertes: Die Kiefer zählt zu den Urbäumen, sie schaffte es seit der letzten Eiszeit ganz Europa in großer Zahl zu bewalden. Ihre robusten und widerstandsfähigen Arten kommen mit kargem Boden oder rauem Klima bestens zurecht. Die Latschenkiefer zum Beispiel wächst bis an den Gletscherrand. Aus dem extrem harzreichen Holz der Kiefer machte man Kienspäne, die als Fackel die Nacht erhellten. Daher stammt das in Niederösterreich noch ausgeübte Berufsfeld Pecherei, und 2011 wurde der Beruf Pecher ins immaterielle Kulturerbe Österreichs aufgenommen.
Zur Harzgewinnung wurden meist Kiefernbäume angezapft, denn diese haben das meiste Harz. Das austretende Harz wurde aufgefangen und an Fleischhauereien, Schustereien usw. zur Weiterverarbeitung verkauft.
Die Kelten nannten die Kiefer auch Feuerbaum, denn nach einem Waldbrand waren die Kiefern die ersten, die aus dem verbrannten Boden auskeimten. Ihr hoher Samenreichtum, der sich im Laufe der Jahre im Erdboden ansammelte, machte sich bei solcher Gelegenheit bezahlt.
Die alten Ägypter gewannen aus Kiefern das Terpentin zur Mumifizierung ihrer Verstorbenen. Druiden sammelten den Blütenstaub der Kiefern und benutzten ihn für ihren Feuerzauber. Auch wurde die Kiefer schon früh für die Heilkunde entdeckt. Ihre Nadeln wurden verräuchert oder in Schwitzhütten verdampft, um Lungenerkrankungen, rheumatische Beschwerden und Erkältungskrankheiten zu lindern. Heute noch ist ein Sauna-Aufguss mit ätherischem Kiefernnadelnöl sehr beliebt.
Die Kiefer hat eine sehr enge Beziehung zum Menschen und in alter Zeit war es Brauch, dass Menschen die von Melancholie und Schwermut geplagt waren, eine Kiefer aufsuchten, um sich zu ihr zu setzen und so lange zu verweilen, bis sie wieder durchatmen konnten und sozusagen befreit waren.
Auch in der Bachblütentherapie wird die Kiefer (Pine) eingesetzt und hilft Menschen, die unter Schuldgefühlen leiden.

Die Kiefer ist in ganz Europa heimisch. Sie wächst auf trockenen, sandigen Böden in Wäldern, aber auch auf Felsen. Sie hat eine kugelige, abgeflachte Krone. Sie wird bis 30 m hoch. Lange grau-grüne Nadeln stehen paarweise von den Ästen ab. Ihre Zapfen sind eiförmig spitz, anfangs sind sie rötlich, später werden sie braun. Die Kiefer blüht erst nach ca. 30 Jahren zum ersten Mal, dann immer im Mai.

Sammelzeit: Triebspitzen, Zapfen, Holz und das Harz können das ganze Jahr über gesammelt werden.
Wirkung beim Räuchern: Beim Räuchern ist die Kiefer der Fichte sehr ähnlich, jedoch auf leichtere, sanftere, angenehme Art und darum für Kinder gut geeignet. Sie entspannt, beruhigt die Nerven und wirkt segnend, sie wärmt und baut einen auf, sie lässt Trauer und Melancholie schwinden.

Gemeiner Wacholder (*Juniperus communis*) – Familie der Zypressengewächse

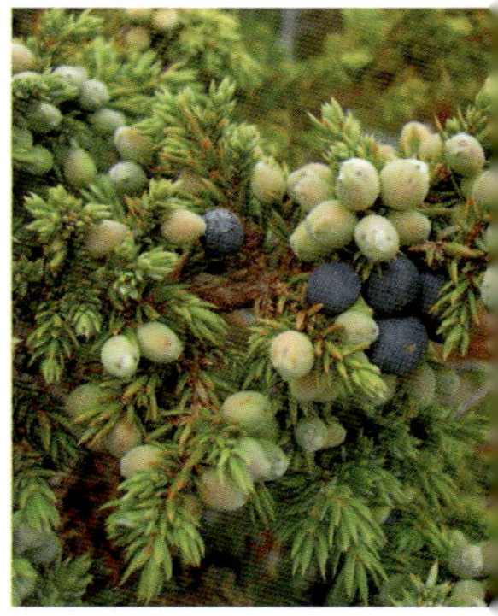

Volksnamen: Kranewitt, Kranawitten, Feuerbaum, Machandel, Räucherstrauch, Rauchholter, Wachteldörner, Gichtbaum, Quickholder, Queckholder, Weckholder
Wissenswertes: „Vor dem Holunder sollst du den Hut zieh'n und vor dem Wacholder aber sollst du niederknien." Dieser aussagekräftige Spruch bezeugt die hohe Wertschätzung für den Wacholder. Er ist das älteste verwendete Räucherholz überhaupt.
Wegen seiner vielfältigen Verwendung als Heilmittel wurde er gerne bei den Häusern und in den Hausgärten gepflanzt. Als Friedhofsbaum diente er als Wächter zwischen Leben und Tod, man glaubte, dass verlorene Seelen, in ihm eine vorübergehende Zufluchtsstätte fanden.
In der Pest- und Seuchenzeit legte man große Notfeuer mit Wacholderholz an und trieb Mensch und Tier durch den Rauch. So versuchte man sich vor Ansteckung zu schützen, denn seine desinfizierende und keimtötende Wirkung war allen Heilkundigen bekannt. Wurden sie an ein Krankenbett gerufen, räucherten sie sogleich mit dem Wacholder, um die Ansteckungsgefahr zu bannen und die Heilung voranzutreiben. Weit verbreitet war auch das Ausräuchern von Stall, Getreidespeicher und Vorratskammer und immer dort, wo Menschen auf engstem Raum zusammenlebten. Das Fleisch für den Wintervorrat konservierte und aromatisierte man mit dem Wacholderrauch. Zudem lindert der Rauch rheumatische Beschwerden, ist hilfreich bei Erkältungskrankheiten und hemmt ihre Ausbreitung, er wirkt allgemein kräftigend und immunstärkend.
Eine alte Weisheit besagt, isst man täglich eine Wacholderbeere, bleibt man von Krankheit verschont. Sie sollen die Verdauung anregen, fiebersenkend und blutreinigend wirken, aber auch bei Leberleiden hilfreich sein.
Alte Rheuma,- Gicht und Blutreinigungskur für 30 Tage: Am ersten Tag isst man eine Beere, am zweiten Tag zwei Beeren usw., bis zum 15. Tage mit 15 Beeren. Ab dem 16. Tag geht es wieder rückwärts mit 14 Beeren, so lange bis man wieder bei null ist.

Der Wacholder steht in Deutschland und einigen anderen Teilen Europas unter Naturschutz und darf in freier Natur nicht gesammelt werden!
Er ist ein widerstandsfähiger Strauch oder Baum und bevorzugt trockene Böden, auf denen er bis 15 m hoch werden kann. Seine silbergrünen, zugespitzten, stachligen Nadeln stehen in dreizähligen Quirlen. Er blüht grünlich von April bis August. Die Beeren sind schwarzblau.

Sammelzeit: Die Triebspitzen und das Holz des Wacholders können von Herbst bis ins zeitige Frühjahr geerntet werden, die Beeren im Herbst, wenn sie reif sind.
Wirkung beim Räuchern: Der Rauch des Wacholders wirkt stark reinigend, Raumluft desinfizierend und keimtötend. Dem Menschen vermittelt er Geborgenheit, Sicherheit und Wärme. Er steigert unsere Widerstandskraft im Alltag und führt durch stürmische Zeiten. Er erdet, gibt Stabilität und verbindet uns mit unseren Wurzeln.

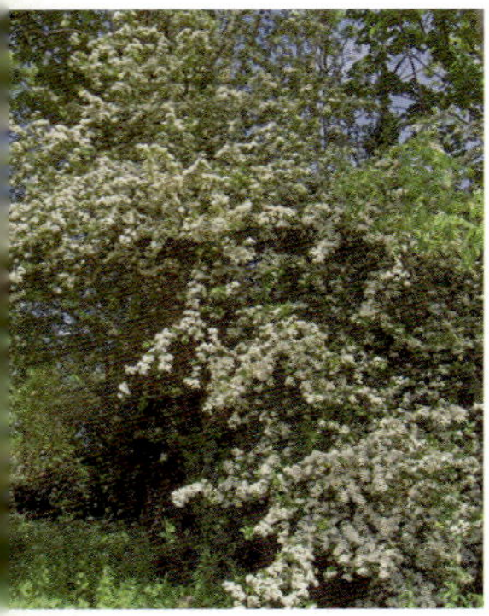

Weißdorn (*Cartaegus monogyna*) – Familie der Rosengewächse

Volksnamen: Hagedorn, Handorn, Zaundorn, Mehlbeere, Mehldorn.
Wissenswertes: Die Blüte des Weißdorns, der für die Kelten ein magisch-heiliger Strauch war, ist alljährlich ein untrügliches Zeichen dafür, dass der Frühling nicht mehr aufzuhalten ist. Ausgelassene Feste wurden gefeiert, sie dienten der Brautwerbung, Vermählung, Liebe und Fruchtbarkeit. Noch heute heiratet man gerne im Wonnemonat Mai.
Mit weitläufigen Weißdornhecken umrandeten die Menschen ihre Siedlungen, um sich selbst und ihr Vieh nach außen hin zu schützen, denn der Weißdorn hat dichte Zweige mit langen Dornen. So glaubte man auch, man müsse, um eine Krankheit loszuwerden, durch eine Weißdornhecke springen, damit die Krankheit an den Dornen hängenbliebe.
Auch für die Ernährung war der Weißdorn äußerst wichtig. Seine kleinen, blutroten Früchte schmecken säuerlich und mehlig, daher der Name Mehlbeere. Die Beeren sind sehr nahrhaft und gesund, deshalb wurden sie in Notzeiten zu Mehlersatz und Mus verarbeitet. Man kann sie den ganzen Winter über ernten, außer die Vögel waren schneller.
Und weil der Weißdorn so viel Gutes für die Menschen bereithält, war man überzeugt, er schütze gegen alles Unheil, das von außen kommt, weswegen man sich einen Talisman aus seinem Holz schnitzte und seine Zweige vor die Eingangstüren hängte. Wurde jemand krank, wurde er mit Weißdorn abgeräuchert, denn dieser trägt die Krankheit fort. Die Blüten und Blätter des Weißdorns verwendete man als Tee oder Tinktur, um das Herz zu stärken, den Blutdruck zu regeln, bei Schwindelanfällen, bei Arteriosklerose, Durchblutungsstörungen und als Beruhigungsmittel. Weißdorn ist ganz allgemein ein Stärkungsmittel für den Körper. Seine Wirkung setzt langsam ein, darum trinke man ihn über einen längeren Zeitraum hinweg, z.B. Monate, dann setzt auch eine dauerhafte Wirkung ein.

Weißdorn wächst gerne auf lehmigen Böden, an sonnigen Hängen, in Hecken, lichten Laubwäldern, an Weg- und Waldrändern. Der dornige Strauch wird bis 10 m hoch und ist ein sicherer Nistplatz für Vögel. Seine Rinde ist in jungen Jahren rötlich, später färbt sie sich aschgrau. Die drei- bis siebenlappigen Blätter sind auf der Oberseite dunkelgrün und auf der Unterseite etwas heller. Seine weißen, leicht nach Schweiß riechenden Blüten stehen in aufrechten Doldenrispen und blühen von Mai bis Juni. Die blutroten Beeren sind klein und kugelig und reifen von September bis Oktober.

Sammelzeit: Die Blüten werden im Mai und Juni gesammelt, die Blätter von Mai bis September und die Beeren im Herbst.
Wirkung beim Räuchern: Weißdorn vertreibt alle Krankheitsdämonen und wirkt bereits vorbeugend. Er trägt dunkle Gedanken fort und erhellt unser Innerstes. Er öffnet das verhärtete Herz und bringt wieder Leichtigkeit in unser Leben.

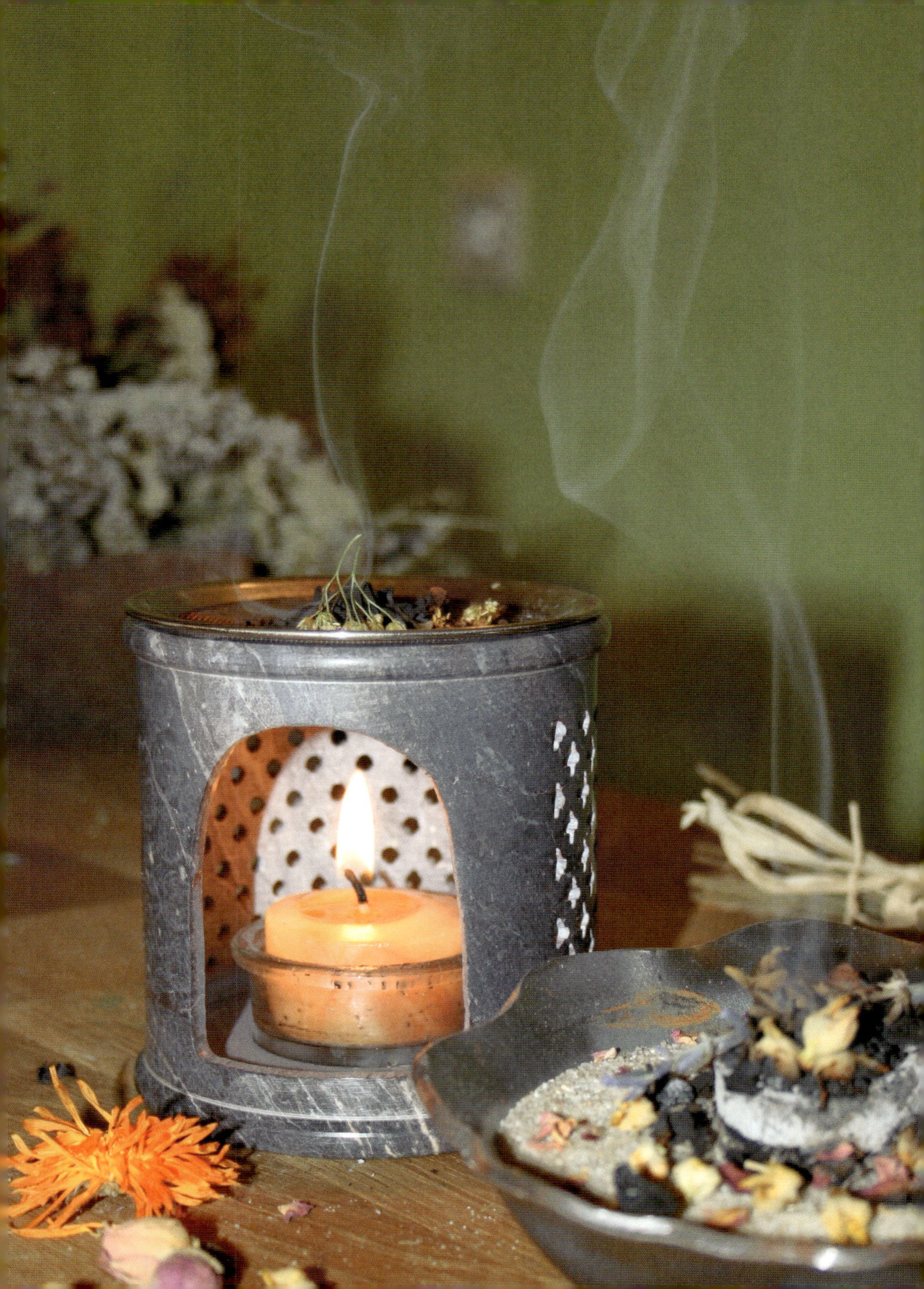

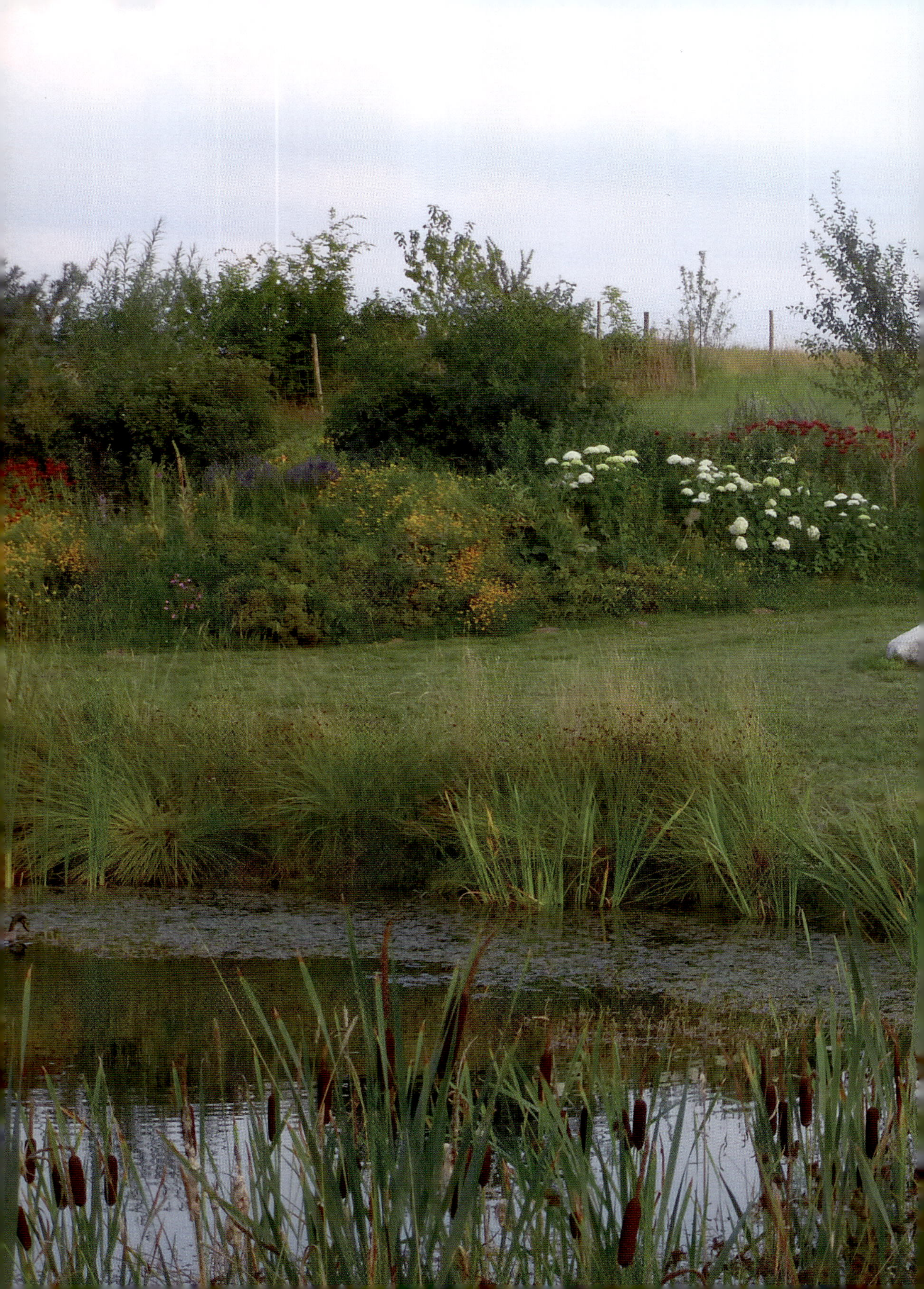

Räuchern –
IN ALLEN LEBENSLAGEN

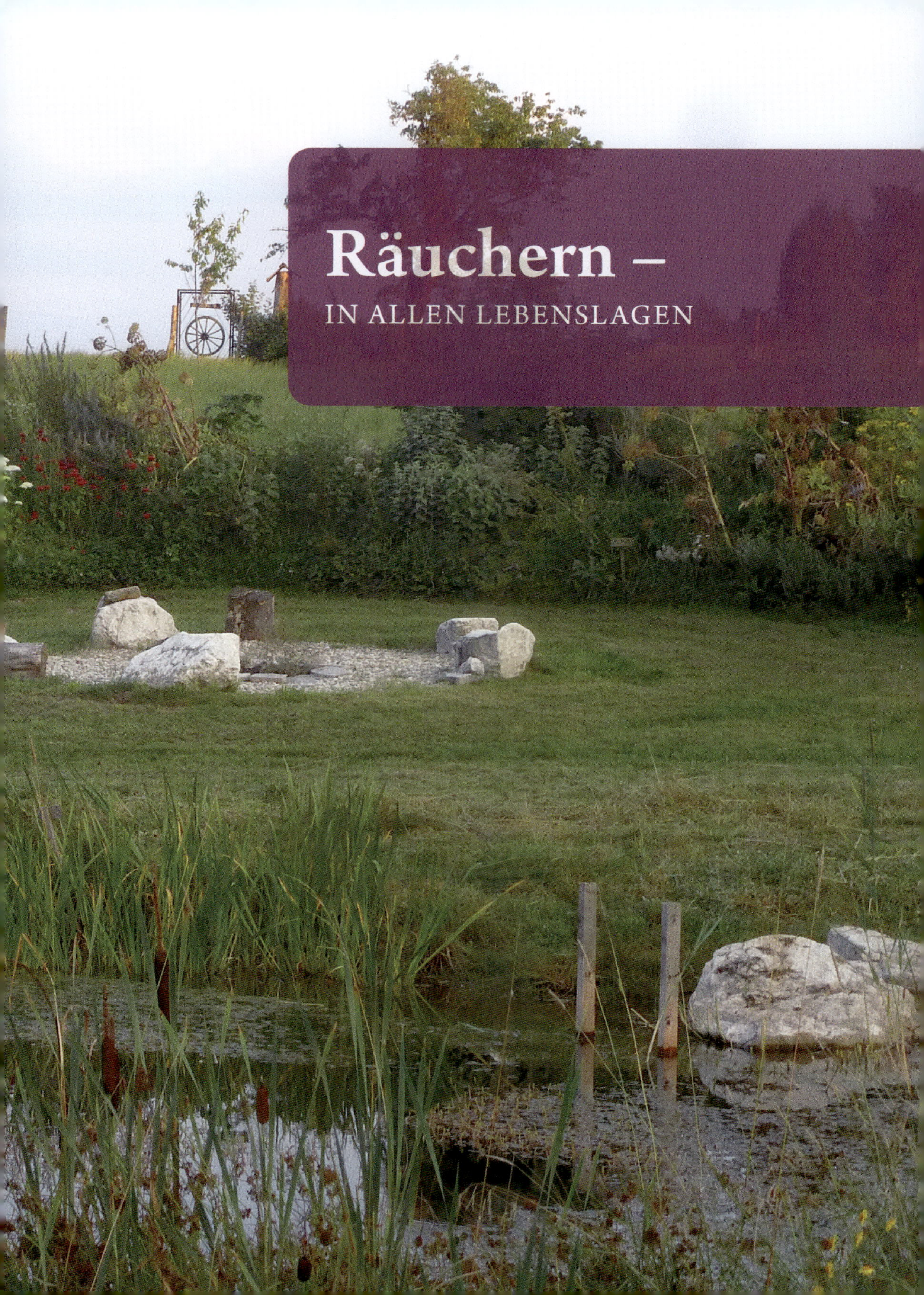

Helfen – heilen – vorbeugen

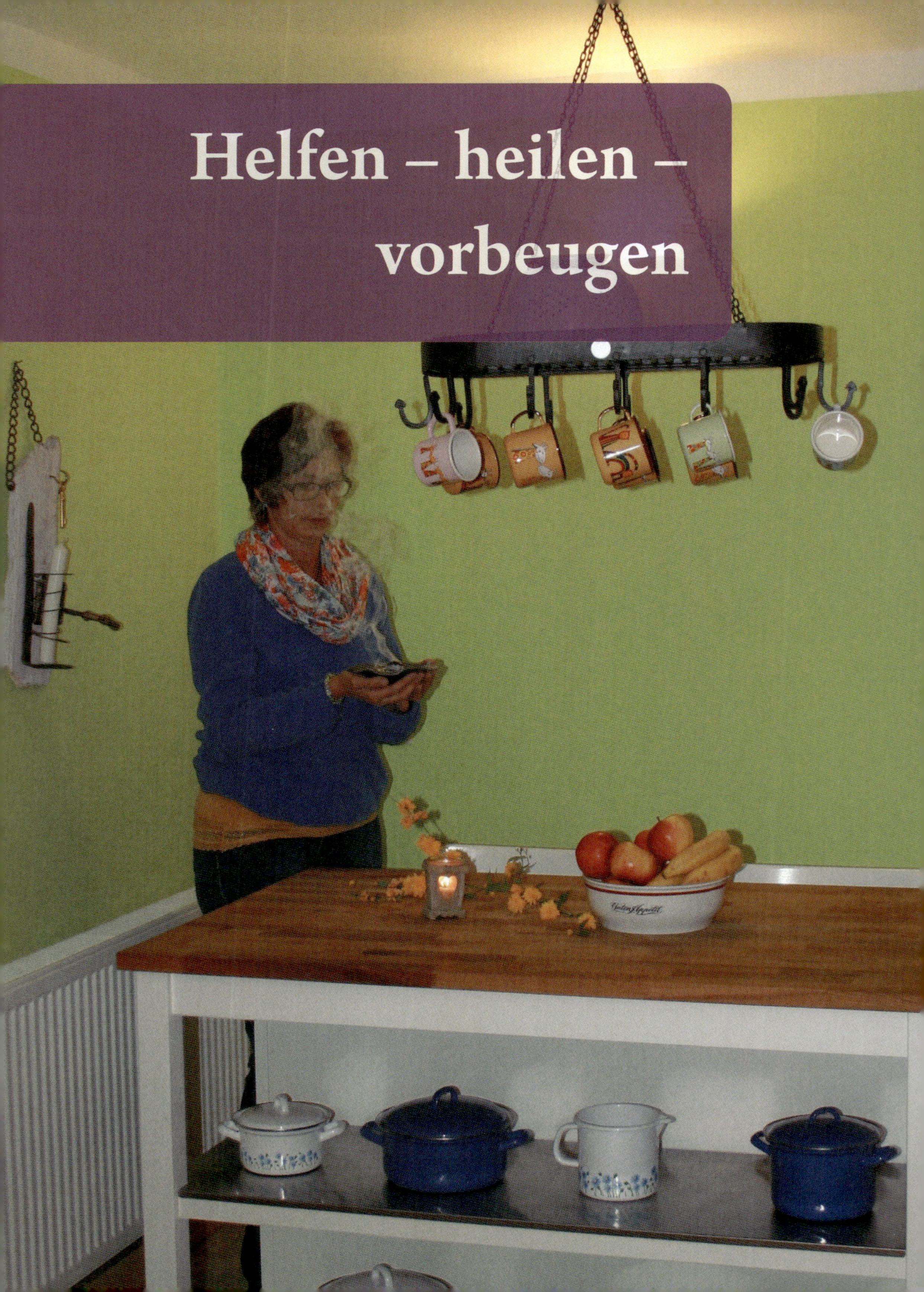

Uraltes *Wissen* im modernen Alltag

Geräuchert wird schon seit unsere Vorfahren mit dem Feuer umzugehen lernten. Aus Überlieferungen wissen wir, dass in Bauernhöfen der oder die Älteste des Haushalts je nach Stimmung der Familienmitglieder die entsprechenden Kräuter auf die Herdplatte oder Glut gab. Es war ein alltägliches Ritual, das die Familien von der Geburt bis zum Tod begleitete.

Dieses alte Wissen zur Gesundheitsvorsorge, zur Heilung und auch psychischen Stabilisierung gilt es wiederzuentdecken, kann es uns doch auch bei unseren modernen Widrigkeiten behilflich sein. Denn Mobbing und Stress sind nur neue Worte für altbekannte Zustände. Es gab zwar früher noch kein Handy, das einen mit seinem ständigen Klingeln bis in ruhigste Momente verfolgt, aber Zeitdruck durch sich auftürmende und unaufschiebbare Pflichten gab es zu allen Zeiten. Und auch die Sorgen und Nöten rund um das Heranwachsen, das Zusammenleben und sich Trennen müssen von Generation zu Generation neu erlebt, erlitten und überstanden werden. Folglich liegt es nahe, sich dessen zu besinnen, was schon unseren Altvorderen gute Dienste leistete. Selbst Hildegard von Bingen, Paracelsus und viele andere Heilkundige schätzten die Wirkung des heilsamen Rauchs.
Lösen auch Sie Ihre Sorgen in Rauch auf.

Haus *und* Hof räuchern

In alter Zeit war es selbstverständlich, die eigenen vier Wände zu räuchern. Betritt man sein Heim und hat dabei ein beklemmendes Gefühl, fühlt man sich nicht mehr wohl, scheint einem die Decke auf den Kopf zu fallen oder wenn ein Bewohner ständig krank ist, dann ist es Zeit, wieder mal richtig durchzuräuchern. Genauso bei jedem Neubezug einer Wohnung, eines Hauses, Büros, von Firmenräumen oder auch bei der Inbetriebnahme eines Stalls.

Energetische Wohnungs-, Haus- und Hofreinigung

Vor einer Wohnungs-, Haus- oder Hofreinigung ist es immer empfehlenswert, erst einmal aufzuräumen und zu putzen. Dabei trennt man sich vielleicht auch von Dingen, die man nicht mehr braucht, da man sie schon Jahre nicht mehr verwendet hat, und schafft so Platz für Neues. Dann sollte man sich, unmittelbar bevor man das Räucherritual beginnt, die Zeit nehmen, innerlich zur Ruhe zu kommen und sich auf das Ritual einzustimmen.
Derweil richten Sie sich entweder eine hitzebeständige Pfanne, ein Räucherbügeleisen oder eine Räucherschale für die Glut oder Räucherkohle her. (Glücklich dürfen sich jene schätzen, die noch einen Holzherd besitzen, denn sie haben jederzeit Glut zur Verfügung.) Je nach Belieben können Sie mit Glut, Kohle oder Räucherbüschel arbeiten.
Während Sie durchs Haus oder die Wohnung gehen, achten Sie auf den Funkenflug und darauf, dass Sie das Räuchergefäß, wenn Sie es absetzen wollen, auf eine hitzebeständige Unterlage stellen.
Unsere Vorfahren haben immer im Mittelpunkt des Hauses oder ihrer Wohnung zu räuchern begonnen. Das war die Küche. Sie nahmen die Glut aus dem Ofen, streuten Räucherwerk darauf und gingen von dort aus zur Haus- oder Wohnungstür. Sie wurde innen und außen stark geräuchert. Anschließend ging man durch alle anderen Räume. Diesen schönen Brauch finden auch wir sehr stimmig, denn die Küche ist die Zentrale jeder Wohnung, jeden Hauses. In der Küche passiert sehr viel: Man unterhält sich, man diskutiert, man streitet und liebt sich, man denkt

Kleine Erläuterung zu den Angaben in den Rezepten:

Welche Teile einer Pflanze man verräuchern kann, wird in den Pflanzenporträts beschrieben. Im Zweifel können Sie dort nachschlagen.
Steht in einem Rezept beispielsweise Wacholder, so sind die Spitzen, Nadeln oder das Holz gemeint. Soll die Beere verräuchert werden, sprechen wir im Rezept explizit von der Wacholderbeere. Oder steht im Rezept Engelwurz, so ist die Wurz(el) gemeint. Würde im entsprechenden Rezept der Same verräuchert, stünde dort Engelwurzsame.

Für eine Räucherung ist im Grunde nur das Verhältnis der Zutaten zueinander wichtig, weswegen wir in unseren Rezepten dies in Teilen angeben. In den alten Rezepten sind immer Teile angegeben und auch ich arbeite viel mit Teilen. Und mit Gefühl. Denn beim Räuchern ist es wichtig, seinem Gefühl zu vertrauen.

Teile sind immer Teile. 1 Teelöffel ist ein Teil – ein ½ Teelöffel ein halber Teil. 1 Tasse kann ein Teil sein und eine ½ Tasse ein halber Teil. 1 Eimer kann ein Teil sein und … Oder eine Prise von einem Kraut 1 Teil und ein ½ Teil nur ein Impuls.

Das Schöne daran ist, dass man mit den Fingern arbeiten kann, da und dort ein wenig. Ganz intuitiv. Das ist das Schönste.

nach … Darum empfinden auch wir, dass die Küche, vor allem wenn sie als Wohnküche gestaltet ist, der wichtigste Platz im Haus ist und in ihm mit dem Räuchern begonnen werden sollte.
Falls Sie mit mehreren Parteien in einem Haus wohnen, achten Sie darauf, nur in den eigenen vier Wänden zu räuchern, damit Ihre Nachbarn sich nicht belästigt fühlen.
Lassen Sie sich für Ihren Weg durch die Räume von Ihrem Gefühl führen. Am schönsten ist es, wenn man sein eigenes Ritual findet. Während des Räucherns gehen die einen betend, die anderen singend und die dritten schweigend durch alle Räume.
Manche beginnen im Keller und gehen bis hinauf zum Dachboden, weil der Rauch nach oben zieht, später dann auch – wenn vorhanden – in den Stall und in den Garten. Gehen Sie dorthin, wo der Rauch Sie hinzieht, bis Sie schließlich alle Räume durchgeräuchert haben. Sie können je nach Stimmung die Fenster zuerst geschlossen halten, wie bei einer keimtötenden Räucherung, und später lüften, oder Sie öffnen die Fenster gleich.

Wir finden es beim Räuchern besonders schön, mit der ganzen Familie zu gehen, doch machen wir das nur zu Weihnachten. Ansonsten gehen Hans und ich alleine. In jedem Raum räuchern wir gut bis in die Ecken, immer da, wo uns der Rauch hinzieht, und wir senden gute Worte und Wünsche in den Raum, ob laut gesprochen oder gedacht, ist nebensächlich. In der Küche zum Beispiel wollen wir gute Gespräche führen, wollen, dass es uns gut geht, dass wir gesund bleiben, im Wohnzimmer, dass wir uns entspannen können. Mein Büro räuchere ich, sodass ich dort gut arbeiten kann. Lassen Sie sich auf ihre Gefühle ein. Vielleicht haben Sie gerade etwas geerbt oder auf einem Flohmarkt erstanden, einen Sessel, ein Dekorationsstück, eine Lampe, egal was – räuchern Sie es gut ab. Auch im Keller, wo vielleicht alte Sachen von den Vorfahren stehen, wird intensiv geräuchert.
Im Stall wird für die Gesundheit der Tiere geräuchert und im Garten für eine gute Ernte.
Kinder freuen sich, wenn sie ihr Kinderzimmer selbst räuchern dürfen und ihre guten Wünsche in den Raum tragen können, z.B. um mit den Freunden gut zu spielen, oder dass die Hausaufgaben leichter gehen mögen. Bei Jugendlichen sollte es sowieso klar sein, dass sie ihre Zimmer selber räuchern und nur falls sie es wünschen mit der ganzen Familie.
Denken Sie beim Räuchern aber auch an die Wertschätzung der Vorbesitzer, an jene, die dieses Haus errichtet haben, und an die Vorbewohner Ihrer Wohnung oder des Hauses. Danken Sie ihnen beim Rundgang, dass Sie die Wohnung oder das Haus übernehmen durften. Auch wenn der Bauzustand eines Hauses nicht mehr auf dem neuesten Stand ist, die Vorbesitzer haben sicher zur ihrer Zeit ihr Bestmögliches getan. Auch wenn man bei einem gekauften Haus die Vorbesitzer oft nicht kennt, sollte man trotzdem für diese Menschen Dankesworte in den Raum legen und sagen: „Wir möchten euch eure Energien schicken, denn sie gehören zu euch. Damit wird Platz für unsere Energien." Denn mancherorts liegen Emotionen der Vergangenheit in der Luft, vielleicht Angst, Schmerz, Machtgefühle, Hass, Streit, Panik, Schuld. Ganz unterschiedliche Emotionen eben. Das Haus hiervon zu reinigen und Platz für neue, positive Energien zu schaffen, ist das Ziel.

Rezept für die energetische Haus- und Hofräucherung

2 Teile Wacholder
1 Teil Engelwurz
1 Teil Salbei
2 Teile Quendel
1 Teil Beifuß
½ Teil Rosenblüten
¼ Teil Engelwurzsamen

Die Mischung wirkt reinigend, desinfizierend und befreit von Altlasten.
Danach empfiehlt es sich, eine segnende Räucherung in alle Räume zu bringen.

Einsegnen eines Neubaus

Da ein Hausbau nicht von heut auf morgen geht, kann man schon während der Bauphase die Kräuter, die ums Haus wachsen sammeln und trocknen. Hat man dazu keine oder nicht ausreichend Möglichkeit, kauft man sich eine fertige Haus- und Hofmischung – zum Beispiel bei uns am Thurerhof – und gibt die selbstgesammelten Kräuter dazu, selbst wenn es nur ein Kraut ist. Denn die selbst gesammelten Kräuter zu verräuchern, ist immer etwas ganz Besonderes. Gibt es ein Kraut, das besonders häufig im Garten oder rund ums Haus vorkommt, sollte diesem besondere Aufmerksamkeit geschenkt werden.

Die Räucherung sollte von der ganzen Familie zusammen vorgenommen und miteinander erlebt werden. Gemeinsam bereitet man sich auf das Ritual vor, wird ruhig und geht ums Haus und pflückt Blumen für eine Vase und bereitet einen Ritualplatz vor. Sehr schön ist es auch, eine weiße Kerze anzuzünden. Sie unterstützt das Wohlbefinden.

Eine Hauseinweihung ist eine segnende Räucherung, denn man weiß nicht, was vorher an diesem Ort war. Man geht mit dem Räucherwerk und einer Räucherpfanne oder Ähnlichem in und um das Haus oder durch die Neubauwohnung. Räuchern Sie mit guten Gedanken, für das Wohlfühlen, füllen Sie das Haus oder die Wohnung mit segnenden Wünschen für ein friedliches Leben. Jeder sollte seinen Bereich, der ihm am meisten am Herzen liegt, in dem er am meisten Zeit verbringen wird, selber räuchern und dort seine ureigenen guten Wünsche mit eintragen. Lassen Sie Ihre eigenen Ideen einfließen. Abschließend setzen sich alle Beteiligten zusammen und feiern bei einem guten Essen. Singen, beten oder tanzen Sie gemeinsam.

Rezept für eine Segnung der Räume

- 1 Teil Rosenblüten
- ½ Teil Fichtenharz
- 1 Teil Beifuß
- ½ Teil Engelwurz
- ½ Teil Tannennadeln

Eine segnende, schützende Mischung für einen guten Start im neuen Heim.

Gesunderhaltung – *Hilfe* zur Selbsthilfe

Gliederschmerzen allgemein

Wer kennt sie nicht, die alltäglichen Wehwehchen, sei es vom vielen Sitzen oder einer ungewohnten Arbeit oder nach einer zu langen, einseitigen oder falschen Bewegung. Dem einen schmerzt das Knie, dem anderen das Kreuz, die Hüfte, alle Gelenke …

Zum Lindern von Gliederschmerzen benötigen Sie Räucherkohle oder Glut. Sie beginnen mit dem heilsamen Räuchern und fächern den Rauch mit einer Feder oder mit der Hand in Richtung der betroffenen Stellen. Für schwer zugängliche Stellen, wie etwa am Rücken, ist eine zweite Person hilfreich. Man kann sich aber auch mit einem durchlässigen Stuhl behelfen, unter den man die Räucherschale stellt, während man auf dem Stuhl sitzt. Der Rauch zieht dann nach oben, an den betroffenen Körperstellen entlang.

Räuchervorschlag Gliederschmerzen

1 Teil Wacholder
½ Teil Beifuß
½ Teil Fichtenharz

Wirkt entspannend auf Muskeln und Gelenke und lindert die Schmerzen.

Kalte Füsse

Viele Menschen, meist Frauen, sind selbst im Sommer von kalten Füßen geplagt. Stellen Sie eine mit Sand gefüllte Räucherschale auf den Boden, zünden Sie darin eine Räucherkohle an und geben Sie das Räucherwerk drauf. Legen Sie sich so hin, dass die Füße frei über der Räucherschale liegen. Jetzt kann sich der Rauch um Ihre Füße legen. Das macht man solange, wie es einem guttut.

Räuchervorschlag Kalte Füße

1 Teil Beifuß
½ Teil Alant

Wärmt Ihre Füße für die ganze Nacht und Sie schlafen besser.

Ohrenschmerzen, Ohrensausen oder Tinnitus

Manch einer kennt heute die Ohrenkerzen aus Wachs. Früher wurde bereits der Rauch des Ysops bei Ohrenschmerzen eingesetzt.

Räuchervorschlag Ohrenprobleme

1 Teil Ysop

Geben Sie den Ysop auf die glühende Räucherkohle. Der Rauch wird mittels eines Trichters zum Ohr geleitet. So oft wiederholen, wie es guttut.

Scheidenpilz und Harnweginfekt bei der Frau

Durch ständige Antibiotikaeinnahmen können Darm- und Scheidenflora aus dem Gleichgewicht geraten. Auch eine unsachgemäße Verwendung von Feuchttüchern beim Toilettengang begünstigt Pilzbefall.

Räuchervorschlag Unterleibsbeschwerden bei der Frau

1 Teil Myrrhe
½ Teil Beifuß

Man richtet sich eine Räucherschale und hockt sich über die Schale, sodass der Rauch direkt an den Unterleibsbereich und die Genitalien zieht. Am besten ziehen Sie dabei einen weiten Rock an, sodass der Bereich intensiv beraucht wird. Oder setzen Sie sich auf einen Schemel, der in der Mitte ein Loch hat und unter dem das Räucherwerk steht.

Husten und Erkältungskrankheiten

Wenn jemand ständig hustet, verschnupft oder erkältet ist, sollte man mal gut durchräuchern.

Erfahrungsbericht

Mein Sohn kam von der Arbeit nach Hause, er war ein paar Tage auswärts. Er hatte stechende Schmerzen beim Husten und fühlte sich rundum krank. Er zündete sich die Räucherkohle an und gab das Räucherwerk drauf. Gleich fühlte er über Stunden eine Verbesserung. Er wiederholte den Vorgang öfters und nach ein paar Tagen konnte er wieder ganz befreit durchatmen und es ging ihm wieder gut.

Räuchervorschlag Husten und Erkältungskrankheiten

1 Teil Fichtenharz
1 Teil Bartflechte
1 Teil Wacholder
½ Teil Buchs

Öffnet die Lungen, wirkt keimtötend und schmerzlindernd und man kann wieder gut durchatmen.

Stimmungsaufhellend

Manchmal ist die Stimmung trüb wie der Regenhimmel. Man meint nur noch selten ein freundliches Wort zu hören. Gerade älteren Menschen erscheint jeder Tag noch trüber zu sein als der vorige. Sie verlassen ihre Wohnung kaum noch, Verzweiflung macht sich breit.

Räuchervorschlag Stimmungsaufhellend

1 Teil Johanniskraut
½ Teil Alant

Hilft, sich wohler zu fühlen, und macht die trüben Tage wieder heller.

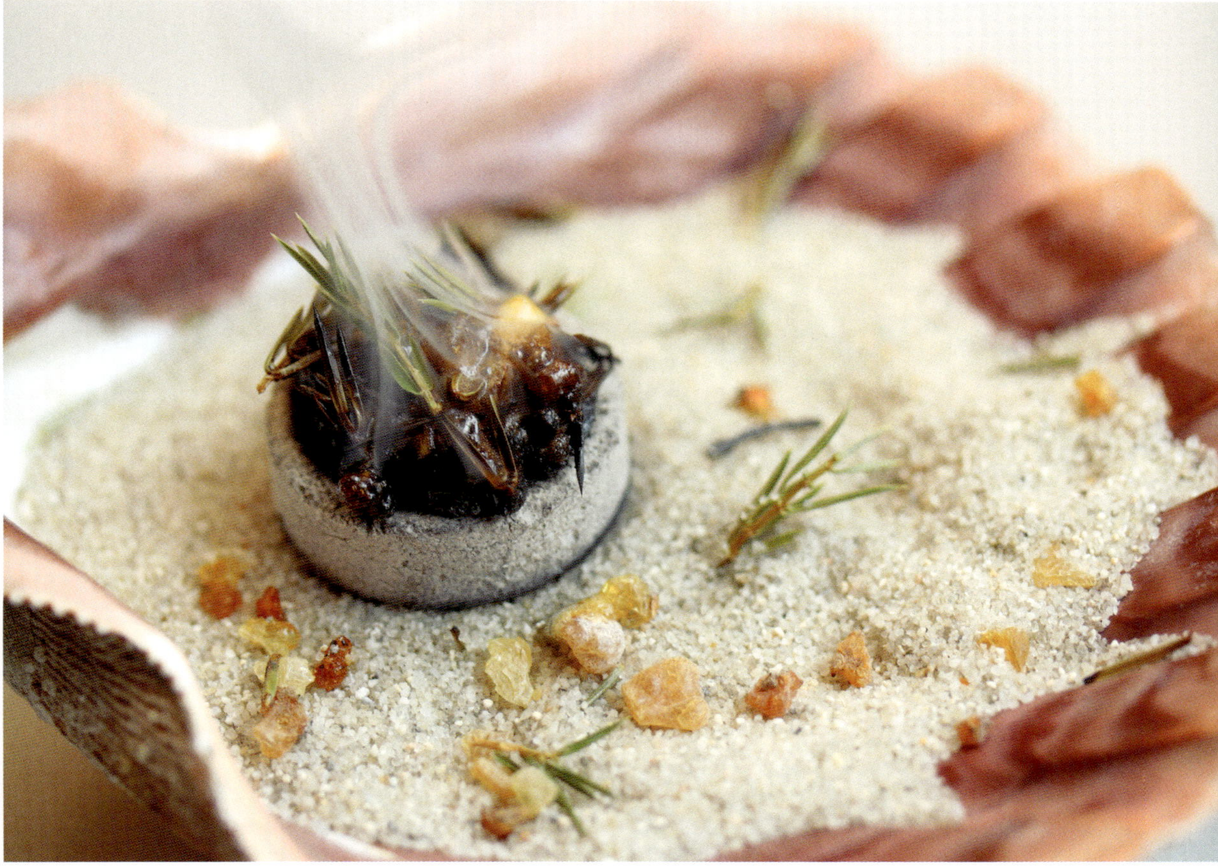

Depressionen

In der dunklen Jahreszeit klagen viele Menschen über Depressionen. Man wird das Gefühl nicht mehr los, alles drehe sich nur noch abwärts. Nichts interessiert einen mehr, man sieht nur noch das Schlechte im Leben, fühlt sich ständig erschöpft.

Räuchervorschlag Depressionen

- 1 Teil Johanniskraut
- ½ Teil Buchs
- 1 Teil Mistel
- ¼ Teil Ysop
- 1 Teil Alant

Wenn Sie die Möglichkeit haben, gehen Sie nach draußen und setzen Sie sich an einen schönen Platz. Entzünden Sie dort Ihre Räucherkohle und geben Sie das Räucherwerk drauf. Legen Sie solange nach, wie es Ihnen guttut. Atmen sie tief ein und aus.
Hilft, wieder einen Weg aus dem Tief zu finden.

Burnout

Wenn man nicht mehr genügend an sich selbst denkt, sich ausgebrannt fühlt, wenn einem schließlich alles zu viel wird. Man ist zutiefst erschöpft, ständig müde, findet allein keinen Weg mehr aus der depressiven Grundstimmung. Oft ist es schon so weit, dass man selbst nicht mehr erkennt, wie schlecht es um einem steht, gerade für diese Situation raten wir zu einer Räucherung.

Räuchervorschlag Burnout

- 1 Teil Schafgarbe
- ½ Teil Weinraute
- ½ Teil Wermut
- ½ Teil Rainfarn
- ½ Teil Alant
- 1 Teil Kraut Ihrer Wahl

Stellen Sie sich eine Räucherschale hin, entzünden Sie die Kohle und geben Sie nach und nach das Räucherwerk darauf. Beobachten Sie den Rauch. Geben Sie auch intuitiv ein Kraut Ihrer Wahl dazu.
Wirkt von außen schützend und bringt in die eigene Mitte zurück. Bringt Sonne ins Herz.

Relaxen

Abends nach einem hektischen Tag oder zum Entspannen zwischendurch, wenn man sich mal etwas Gutes tun möchte oder mit dem Partner einen gemütlichen Abend verbringen will.

Räuchervorschlag Relaxen

- 1 Teil Alant
- ½ Teil Rosenblüten
- 1 Teil Mariengras
- 1 Teil eines individuell ausgewählten Krauts

Richten Sie sich einen schönen Platz im Wohnzimmer und entzünden Sie Ihr Räucherwerk. Legen Sie die Füße hoch, trinken Sie eine Tasse Tee und entspannen Sie. Nebenbei könnten Sie auch ihre Hände in den Rauch halten und sie vom Rauch sanft streicheln lassen.

Fördert das Wohlbefinden und entspannt.

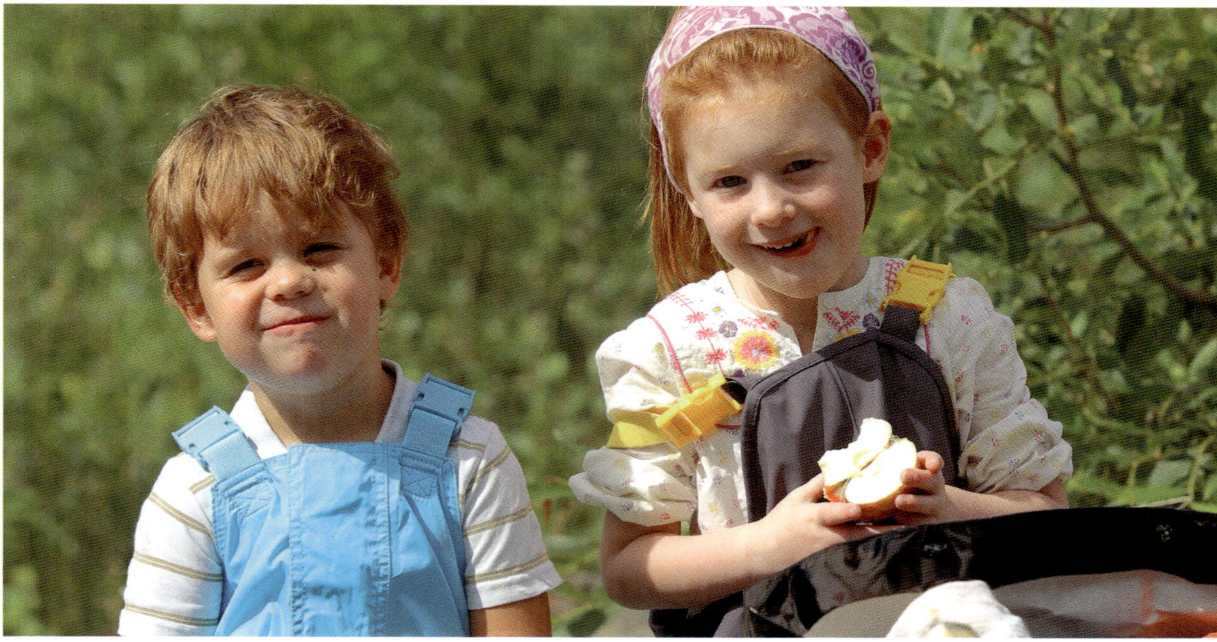

Räuchern *für* Kinder

Kinder sind vom Räuchern fast ausnahmslos angetan. Bei einem Lagerfeuer dem Spiel des Feuers zuzuschauen und immer wieder etwas nachzulegen, fasziniert sie. Sie beobachten aufmerksam, wie verschieden die Kräuter reagieren, wenn man sie auf die schon weiße Glut gibt. Manche zischen, andere riechen besonders intensiv. Zündet man zu Hause gemeinsam mit dem Kind ein Stövchen oder eine Kohle an, um zu räuchern, lieben die Kinder auch dies intuitiv. Die einen einfach weil's gut riecht, die anderen weil sie zum Beispiel von einem Husten geplagt werden und sofort spüren, wie ihnen der Rauch guttut. Unsere eigenen Kinder fanden es immer sehr schön, zu Weihnachten gemeinsam das Haus auszuräuchern und jedes Kind sein eigenes Zimmer.

Räuchern Kinder, muss dies – das versteht sich von selbst – unter Aufsicht passieren. Lassen Sie das Kind aber ruhig selbst die Kräuter auf die Glut oder das Stövchen geben. Kinder beobachten sehr gerne die Räucherkohle, während sie durchzündet, oder die Kerzenflamme vom Stövchen. Das Räuchergefäß sollte niemals neben leicht entflammbaren Dingen wie Polstern oder Vorhängen stehen, um nur einige zu nennen. Giftige Pflanzen sollte man beim Räuchern für Kinder nicht verwenden.

Räuchern zum Loslassen

Obwohl meine Söhne noch sehr klein waren, der kleinere 10 Monate und der größere 28 Monate, musste ich damals schon früh wieder arbeiten gehen. Mich plagte aber das schlechte Gewissen, den Kleineren schon so jung in die Krabbelstube geben zu müssen. Es belastete mich sehr, ihn loslassen zu müssen. Die ersten Tage wartete ich stets noch eine Weile vor der Krabbelstubentür, ob er vielleicht zu weinen begann. Doch der Kleine spielte schon längst, während ich noch mit bangem Herzen horchte. Damals wusste ich noch nicht, dass man Kräuter zum Loslassen verräuchern kann und dass es eine unglaubliche Wirkung hat. Heute kann ich Ihnen folgende Räuchermischung empfehlen.

Räuchervorschlag Für die Mama

- 1 Teil Beifuß
- 1 Teil Ysop
- ½ Teil Johanniskraut

Zünden Sie sich morgens während des Frühstücks Ihr Stövchen mit dem Räucherwerk an und bevor Sie die Wohnung verlassen, fächern Sie sich noch ein wenig Rauch zu und löschen dann alles ab.
Hilft bei Schuldgefühlen, mildert den Stress und bringt Geborgenheit.

Räuchervorschlag Für das Kind

- 1 Teil Johanniskraut
- 1 Teil Eisenkraut
- ½ Teil Engelwurz
- ¼ Teil Kiefer

Für ein Kind, das viel weint und sich an die Mutter klammert.
Gegen das Gefühl des Verlassenwerdens und der Einsamkeit, beruhigt und bringt Geborgenheit.

Albträume

Kinder schlafen oftmals schlecht, werden von Albträumen und Ängsten gequält, denn sie verarbeiten im Schlaf mehr als Erwachsene. Durch eine Räucherung in ihrem Kinderzimmer kann man sie stärken. Zumal Kinder Rituale brauchen und genießen. Ein solches kann in diesem Fall das gemeinsame Räuchern sein. Eine Stunde, bevor das Kind zu Bett geht oder gebracht wird, zünden Sie im Kinderzimmer ein Stövchen an. Tun Sie dies gemeinsam mit Ihrem Kind. Lassen Sie das Kind die Kräuter drauf legen und lassen Sie diese im Kinderzimmer wirken. Danach entfernen Sie das Räucherwerk wieder aus dem Raum und öffnen Sie das Fenster.

Räuchervorschlag Albträume

- 1 Teil Lavendel
- 1 Teil Thymian
- 1 Teil Salbei
- ½ Teil Schafgarbe
- ¼ Teil Baldrianwurzel
- ¼ Teil Engelwurz

Vielleicht richten Sie das Kind schon vorher fürs Zubettgehen her, sodass Sie in Ruhe miteinander in die Flamme der Kerze schauen können. Aber Vorsicht, dass nicht die Mutter als erste einschläft.
Beruhigt, bringt einen erholsamen Schlaf und schützt vor bösen Mächten und schlechten Träumen.

Räuchervorschlag Schlafstörungen

- 1 Teil Salbei
- 1 Teil Lavendel
- 1/2 Teil Melisse
- ½ Teil Kamillenblüten
- ½ Teil Baldrianblüte

Für Kinder, die schlecht einschlafen und Durchschlafstörungen haben.
Hier ist das Ritual – immer zur selben Zeit und ohne abendliche Aufregung – besonders wichtig.
Bringt innere Ruhe und fördert das Durchschlafen.

Kindergarten- oder Schulbeginn

Wieder beginnt ein aufregender neuer Lebensabschnitt. So manches Kind schrecken die fremde Umgebung, die neuen Kinder und die Sprüche der Großen vom „Ernst des Lebens". Um dem Kind einen guten Start zu gewährleisten, geben Sie Ihrem Kind außer der Schultüte auch eine Räucherung mit auf den neuen Weg.

Räuchervorschlag Kindergarten- oder Schulbeginn

- 1 Teil Mädesüß
- 1 Teil Rosmarin
- 1 Teil Quendel
- ½ Teil Beifuß
- ½ Teil Engelwurz
- ¼ Teil Alant
- 1 Teil ein vom Kind selbst ausgewähltes Kraut

Hilft von zu Hause loslassen zu können, unterstützt den Neubeginn und gibt Mut und Vertrauen, um in den neuen Lebensweg zu starten.

Unruhe und Unkonzentriertheit

Ihr Kind kann sich nicht still halten und nicht konzentrieren. Seine Schulnoten sind natürlich dementsprechend. Zu Hause müssen noch jede Menge Hausaufgaben gemacht werden, wieder bedeutet dies, stillsitzen zu müssen und keine Zeit zum Spielen oder Toben. Immer wieder heißt es mahnend: „Konzentriere dich!" Das Kind wird immer auffälliger, denn es möchte seinem Bewegungsdrang nachgeben. Wie soll es stillsitzen können, wenn es doch die Welt entdecken möchte. Im Wald spielen, am Fluss nach Steinen suchen, machen können, wonach ihm der Sinn steht. Oftmals schüchtern die Lehrer die Eltern ein, das Kind sei nicht normal. Wer nicht stillsitzen kann, ist verhaltensauffällig. Der Kinderarzt spricht vielleicht gar von ADHS und rät zu Ritalingaben.

Alternativ könnte man dem Kind Freiheiten gönnen, ihm die Gelegenheit geben, sich in dieser bereits für Kinder hektischen Zeit regelmäßig wieder zu erden, runterzukommen, den Gedanken freien Lauf zu lassen. Die Kinder Kind sein lassen und sie nicht von einem Pflichttermin zum anderen hetzen. Zeit zum Spielen, Zeit für Verabredungen mit den Freunden ums Eck. Einfach mal nichts „Förderliches" tun müssen, sondern auf Entdeckungsreise gehen dürfen, schau'n was so los ist im Garten, auf dem Spielplatz, bei Oma.

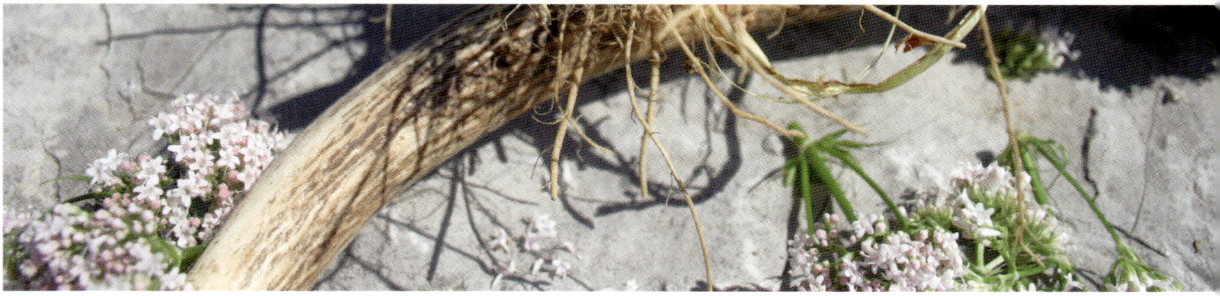

Räucherritual

Sammeln Sie zusammen mit Ihrem Kind die Kräuter zum Räuchern. Wenn Sie nicht auf dem Land wohnen, schauen Sie sich auf einem Spielplatz, neben Fußgängerwegen um, hier findet man leichter etwas. Es kann sehr spannend sein zu entdecken, welche Pflanzen in der Stadt wachsen. Oft sind es sehr interessante Pflanzen. Pflücken Sie gemeinsam die Kräuter, trocknen Sie diese und verräuchern Sie sie. Oder Sie gehen gemeinsam zum Räucherkräutereinkauf.
Richten Sie sich eine Räucherschale oder ein Stövchen her und lassen Sie das Kind die Kräuter draufgeben. Lassen Sie es selbstbewusst handeln. Vielleicht haben Sie die Möglichkeit, irgendwo ein Feuer zu machen. Vielerorts gibt es Plätze, wo man ein Lagerfeuer machen darf. Nehmen Sie Stockbrot, Gemüse oder Würstchen zum Grillen mit. Zum Abschluss dürfen die Jüngsten die Kräuter in die Glut legen.

Räuchervorschlag Unruhe und Unkonzentriertheit

1 Teil Tannennadeln
½ Teil Engelwurz
½ Teil Dost
½ Teil Rose

Wald statt Ritalin – ein Waldspaziergang und eine Waldmischung, die Sie mit 1 Teil des vom Kind persönlich ausgesuchten und gesammelten Krauts noch bereichern können.

Räuchervorschlag Innere Ruhe

½ Teil Baldrianblüte
1 Teil Lavendel
½ Teil Johanniskraut
½ Teil Melisse
½ Teil Alant

Gemeinsame alltägliche Rituale bringen Ruhe. Lesen Sie vorm Einschlafen vor, während Sie diese beruhigenden Kräuter verräuchern. Sprechen Sie miteinander über den Tag des Kindes.
Wirkt beruhigend und entspannend. Bringt Geborgenheit und Sicherheit.

Hausaufgabenkraut

Kaum zu Hause angekommen, müssen die Hausaufgabe gemacht werden, auch wenn die Lust fehlt, sich schon wieder über die Schulbücher zu beugen und zu büffeln. Man ist müde und hat keinen Schwung.

Räuchervorschlag Hausaufgabenkraut

- 1 Teil Lavendel
- 1 Teil Minze
- 1 Teil Salbei
- ¼ Teil Fichtenharz

Stellen Sie das Stövchen auf den Tisch, wo die Hausaufgaben gemacht werden. Sehr bald strömt ein erfrischender Duft durch die Nase. Und bei Denkblockaden gibt man wieder neues Räucherwerk darauf.
Unterstützt das Lernen, wirkt konzentrationsfördernd und bringt unser Gedächtnis in Schwung.

Lernschwierigkeiten und Prüfungsängste

Kinder, aber auch Erwachsene, werden von Prüfungsängsten geplagt. Man lernt und lernt, wird zu Hause noch abgefragt und alles wurde richtig beantwortet, aber bei der Prüfung ist dann doch alles wieder vergessen. Mag sein, dass die Anwesenheit der Mitschüler einschüchternd wirkt, oder man hat schlicht Angst, etwas Falsches zu sagen. Bei Kindern hilft es oft auch, ihnen einen Talisman mitzugeben, zum Beispiel eine Eisenkrautwurzel.

Räuchervorschlag Lernschwierigkeiten und Prüfungsängste

- 1 Teil Eisenkraut
- ½ Teil Rosmarin
- 1 Teil Thymian
- ½ Teil Baldrian
- ½ Teil Beifuß
- ½ Teil Salbei
- ¼ Teil Kiefernharz

Räuchern Sie während des Lernens und morgens während des Frühstücks mit einem Stövchen. Bevor das Kind geht, fächern Sie ihm den Rauch zum Hals, damit es gestärkt ist und gut sprechen kann.
Bringt Klarheit, beruhigt die Nerven, hilft bei mündlichen Prüfungen, die richtigen Worte zu finden, hilft gegen Ängste und Unsicherheit.

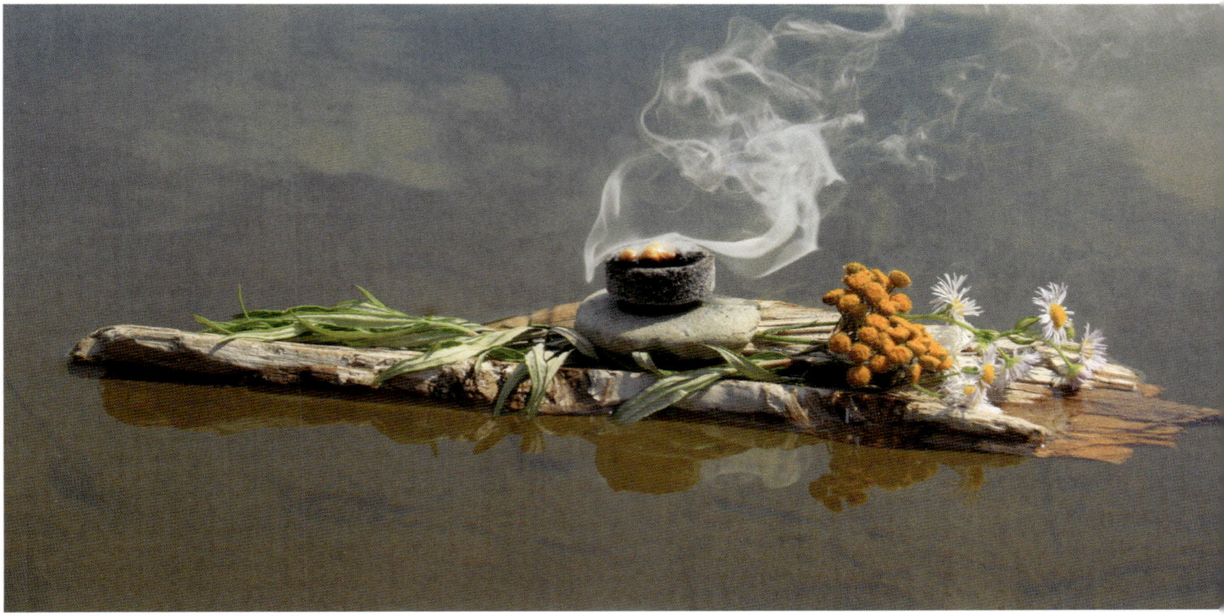

Was ist geschehen?

Gestern war er noch mein bester Freund, heute schaut er mich nicht mehr an. Heute ist meine beste Freundin plötzlich mit denen ganz dick, über die sie gestern noch schlecht geredet hat. Was ist passiert? Habe ich etwas falsch gemacht? Wieso behandelt er mich so? Die anderen reden über mich und lachen. Mein Geheimnis, das ich ihr anvertraut habe, erzählt sie in der ganzen Schule rum.
Das Kind ist sehr traurig und versteht die Welt nicht mehr.

Räuchervorschlag Selbstbewusstsein stärken

- 1 Teil Berufkraut
- 1 Teil Ysop
- 1 Teil Dost
- ½ Teil Eisenkraut
- ½ Teil Wermut
- ½ Teil Engelwurz
- 1 Teil eines Krauts, das das Kind selbst auswählen soll

Bereiten Sie mit dem Kind zusammen einen Platz vor, zünden Sie die Räucherkohle an und geben Sie das Räucherwerk darauf. Fächern Sie den Rauch über den Oberkörper des Kindes. Auch Schultasche oder Hefte können geräuchert werden. Stärken Sie Ihr Kind mittels des Rauchs vor und nach der Schule.

Stärkt das Selbstwertgefühl und bringt die Leichtigkeit zurück.

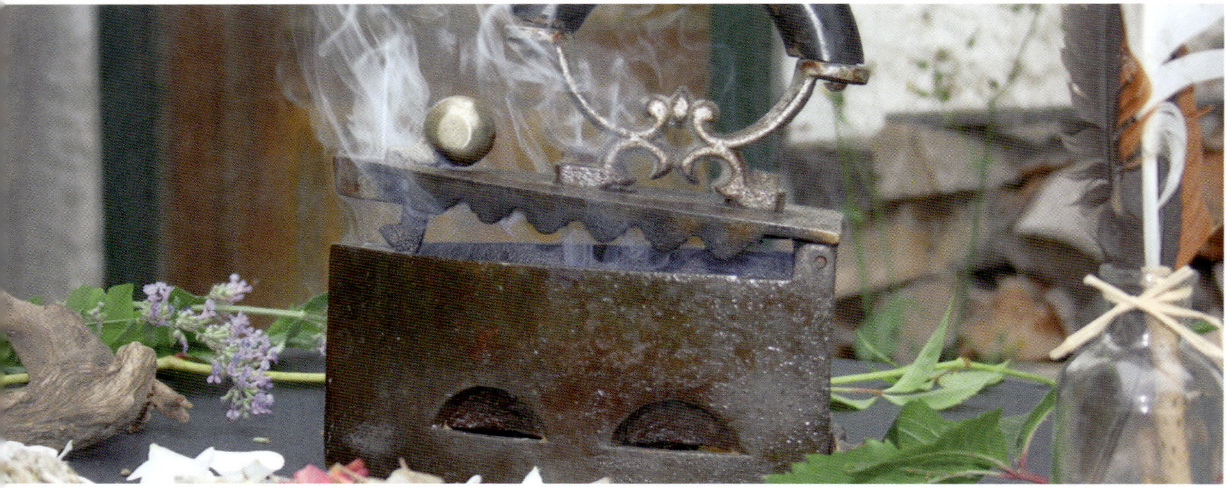

Erfahrungsbericht

Ein Bekannter erzählte mir, dass er zufällig dazukam, als sein Enkel von einem anderen Jungen verprügelt wurde. Als er sich einmischte, sagte ihm sein Enkel, dass er große Angst vor diesem Jungen hätte, der ihm täglich auflauere. Seiner Mutter wolle er aber davon nichts erzählen, weil er nicht möchte, dass sie sich Sorgen macht. Ich riet meinem Bekannten zu einer Räuchermischung, die das Selbstwertgefühl, den Mut und den Widerstand des Jungen aufbauen würde. Er solle den ganzen Körper seines Enkels von unten nach oben abräuchern, ebenso die Schultasche. Später erzählte mir mein Bekannter, dass sein Enkel sich bereits nach der ersten Räucherung die Schikanen seines Mitschülers nicht mehr gefallen ließ, und inzwischen wären die beiden sogar gute Freunde.

Räuchervorschlag Mutmachen

1 Teil Thymian
½ Teil Berufkraut
1 Teil Dost
½ Teil Engelwurz

Steigert das Selbstwertgefühl, gibt Mut und regt zum Widerstand an.

Mich hat niemand lieb

Das Kind fühlt sich nicht angenommen, denn es hat das Gefühl, es könne machen was es will, niemand hat es lieb. Es hat das Gefühl, so sehr es sich auch anstrengen würde, nie sei es genug. Verzweifelt sucht es nach Anerkennung, versucht allen gerecht zu werden. Zwar sagen alle, wie lieb sie es hätten, aber das Kind fühlt das nicht.

Kinderritual

Zünde die Kerze unter deinem Stövchen an, bitte aber einen Erwachsenen, dabei zu bleiben. Gib meinen Kräutervorschlag auf das Stövchen oder suche dir deine Räucherkräuter zusammen, die sich für dich gut und richtig anfühlen. Vielleicht hast du die Möglichkeit, draußen auf der Wiese oder im Wald zu suchen. Oder schau mal in euren Küchenschrank, ob da ein getrocknetes Kraut steht, das dich lockt. Dieses Kraut kannst du einzeln verräuchern oder mit den Kräutern meines Räuchervorschlags.

Räuchervorschlag Geborgenheit finden

- 1 Teil Rose
- ½ Teil Ysop
- ½ Teil Mariengras
- ½ Teil Alant
- 1 Teil deines persönlichen Krauts

Diese Mischung bringt Sonne ins Herz, Geborgenheit und Wärme und das Gefühl, alles wird gut, breitet sich aus.

Wenn Kinder verstockt und zugeknöpft sind

Das Kind kommt nach Hause, schließt sich in seinem Zimmer ein, dreht die Musik laut auf, lässt nicht mit sich reden, will nichts essen, will nichts hören und sagt nicht, was los ist.

Räuchervorschlag Sich öffnen können

- 1 Teil Fichte
- 1 Teil Mädesüß
- 1 Teil Salbei
- ½ Teil Mistel

Stellen Sie das Räuchergefäß dorthin, wo es für Sie stimmig ist. Räuchern Sie mit Kohle oder Glut und geben Sie die Räucherkräuter darauf. Der Rauch zieht hin, wo er gebraucht wird. Bringt die Probleme an die Oberfläche und macht Mut sich zu öffnen, sich anzuvertrauen.

Pubertät

Die Mädchen zicken rum, die Burschen reden nicht mehr. Laut den Kindern machen die Eltern alles falsch und sind sogar peinlich. Sagen lassen sich die Kinder am liebsten nichts mehr, die Eltern werden stattdessen angeraunzt. Der Haussegen hängt schief. Eltern kommen mit ihren Ratschlägen nicht mehr weiter. Und die Kinder gehen bis weit über die Grenzen. Nur wenn sie etwas brauchen, stehen sie wieder liebevoll vor einem. Für die Eltern fühlt es sich an, als ginge alles bergab. Und die Angst wächst, bei der nächsten aufreibenden Begegnung die Nerven zu verlieren.

Räuchervorschlag Für die Eltern

- 1 Teil Königskerze
- 1 Teil Mistel
- 1 Teil Kalmus
- ½ Teil Mariengras
- ½ Teil Kiefernharz

Hilft, in aufwühlenden Situationen die Nerven zu behalten und Spannungen abzubauen. Reichert die Situation mit positiver Energie an.

Räuchervorschlag Für Mädchen

- 1 Teil Beifuß
- 1 Teil Mädesüß
- 1 Teil Engelwurz
- ½ Teil Schafgarbe
- ½ Teil Johanniskraut
- ½ Teil Rosenblüten

Nimmt die Ängste und die Unsicherheit, bringt alles in Fluss und hilft dem jungen Mädchen zur Frau zu werden.

Räuchervorschlag Für Jungs

- 1 Teil Engelwurz
- 1 Teil Beifuß
- ½ Teil Rosenblüten
- ½ Teil Brennnesselsamen

Macht es leichter, sich selbst anzunehmen, vertreibt die Null-Bock-Stimmung, hilft gegen Unsicherheit und Ängste.

Elterliche Entscheidungen

Das Kind möchte gerne einen anderen Berufsweg oder Studienweg einschlagen, als die Eltern sich wünschen. Es traut sich aber nicht, weil die Eltern meinen, das von ihnen Empfohlene sei das Beste für das Kind.

Räuchervorschlag Elterliche Entscheidungen

- 1 Teil Katzenminze
- ½ Teil Berufkraut
- 1 Teil Eisenkraut
- 1 Teil Königskerze
- 1 Teil Thymian
- ½ Teil Engelwurz

Nimmt den Stress und stärkt das Selbstwertgefühl. Gibt bei allen wichtigen Entscheidungen den Beteiligten die Stärke und den Mut, die eigene Meinung klar zu vertreten. Auch das Kind möchte gerne den Eltern seine Entscheidung erklären, dafür räuchert es in seinem Zimmer oder irgendwo, wo es kurz für sich sein kann. Man fächert den Rauch des Räucherwerks zum Herzen, zum Hals, überall dorthin, wo man ihn zur Stärkung braucht. In Gedanken ist man schon bei seinem neuen Lebensweg und denkt an ein positives Ende der Besprechung.

Scheidungskinder

Scheidungskinder haben allerhand zu tragen, sie leiden ebenso sehr wie ihre Eltern, egal ob sie 5 oder 20 Jahre alt sind. Nicht immer gelingt es den Elternteilen, den anderen vor dem Kind nicht, mehr oder weniger auffällig, schlecht zu machen, Doch das Kind liebt beide und weiß oft nicht, wie es mit der Situation umgehen soll. Leben die Eltern gar getrennt, spürt das Kind wohl, dass der eine nicht mag, wenn man beim anderen ist, aus Angst, das Kind könne das jeweils andere Elternteil lieber gewinnen. Leider viel zu oft fühlt sich das Kind auch schuldig an der Situation.

Räuchervorschlag Für das Kind

- 1 Teil Rose
- 1 Teil Mistel
- ½ Teil Beifuß
- ½ Teil Engelwurz
- ¼ Teil Ysop
- 1 Teil vom Kind selbst ausgewähltes Kraut

Lässt das Kind eine innere Wärme und Geborgenheit spüren und erleichtert es ihm, sich mitzuteilen.

Räucherhilfe *bei* Stress

Unsere Zeit ist geprägt von Stress. Er bleibt kein vereinzelt auftretendes Gefühl, sondern droht zu einer Art Alltag zu werden. Selbst Freizeitaktivitäten, die eigentlich dabei helfen sollen, wieder runterzukommen, zu entspannen, scheinen ihn zu nähren. Wäre es vielleicht sinnvoller, nichts zu tun, sich hin und wieder bloß zu Hause bequem hinzusetzen? Das Handy ausgeschaltet, nicht erreichbar, das Radio bleibt aus, der Fernseher ebenso, nur man selbst sein. Im Park oder Wald spazieren gehen, fernab von Hektik und Stress, nichts tun, den Vögel lauschen, den Duft einer Pflanze wahrnehmen, höchstens nebenher ein bisschen Räucherwerk sammeln. Urlaub ohne all inclusive tägliches Animationsprogramm, sondern rundum entspannt, zum Beispiel auf einem Bauernhof, auf einer Alm ... wirkliches Abschalten.
Oder können wir das nicht mehr, können wir die Ruhe nicht mehr genießen, brauchen wir wirklich ständig Beschallung?

Erlebnisbericht
Ich erinnere mich gerne an unseren Urlaub auf einem Bauernhof in Kärnten, hoch oben. Er lag am Ende einer Sackgasse, von dort ging es nicht mehr weiter. Obwohl wir selbst sehr ruhig wohnen und andere bei uns Urlaub machten, war bei uns ständig was los. Mein Mann arbeitete im Turnus und nebenbei musste noch die Landwirtschaft gemacht werden. Für mich waren Landwirtschaft und Gästevermietung Neuland, doch sobald mein Mann in der Arbeit war, musste ich alles alleine schaffen. Wen wundert es da, dass wir oft überfordert waren. Doch in jenem Urlaub erlebten wir eine tiefe Ruhe, wanderten im Wald, suchten Pilze, die wir zu Mittag zubereiteten. Wir fischten und zündeten uns abends ein Lagerfeuer an, um die gefangenen Fische darüber zu grillen. In die verbleibende Glut gaben wir die gesammelten Fichten- und Tannenäste, an denen Harz klebte. Sofort umhüllte uns ein erdiger, waldiger Duft. Es war der schönste Erholungsurlaub, den wir je hatten. Wir kamen gestärkt zurück, obwohl es nur ein paar Tage gewesen waren.

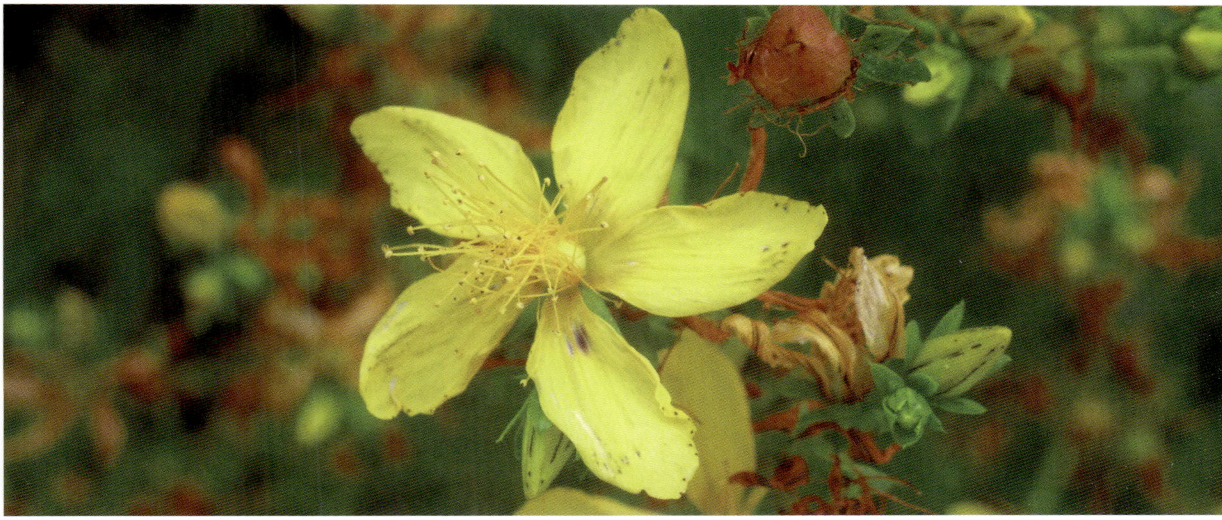

Alltagsstress

In der Firma war heute viel zu tun, nun ist man schon wieder eine Stunde später dran, eigentlich wollte man noch einkaufen, bevor die Kinder abgeholt werden müssen, doch nun bleibt der Kühlschrank zu Hause leer. Der Wäschekorb quillt über, wo kommt das nur alles her, der Inhalt des Kleiderschranks scheint doch auf dem Bügelwäschestapel zu liegen. Die Kinder quengeln, aus welchen Resten könnte ich bloß noch was zu essen zaubern? Prompt klingelt das Telefon und die Oma möchte gemütlich wissen, wie's der Familie geht, beklagt sich, dass man sie nie anriefe. Für morgen hat sich Besuch angesagt. Wie früh öffnet der Supermarkt? Kuchen backen, putzen … jede Menge Arbeit ist noch zu erledigen. Für abends steht ein Elternabend im Terminkalender, doch eigentlich wäre heute mein Saunatag. Schaffe ich beides? Mal wieder ist derart viel los! Ich bin total durch den Wind. Wie finde ich bei all dem meine innere Ruhe wieder?

Räuchervorschlag Alltagsstress

1 Teil Johanniskraut
1 Teil Beifuß
1 Teil Alantwurzel
¼ Teil Styrax

Für eine entspannende Räucherung zünden Sie sich das Stövchen oder die Kohle an und geben Sie das Räucherwerk drauf. Stellen Sie es in Ihre Nähe auf einen Tisch, legen Sie sich auf die Couch, genießen Sie den Duft und entspannen Sie sich.
Hilft, vom Alltagsstress loszulassen, entspannt und bringt Freude.

Beziehungsstress

Man geht sich mit Kleinigkeiten ständig auf die Nerven. Die Zahnpastatube wurde nicht zugeschraubt, die Hausschuhe liegen herum, der Tisch wurde nicht abgeräumt. Es ist immer der andere, der alles liegen lässt. Die Glühbirne ist seit Wochen kaputt und sollte gewechselt werden, der Mülleimer quillt über, der Einkauf ist vergessen. Kleine Alltagsdinge werden zu riesengroßen Problemen und aus Partnern werden Streithähne. Man scheint dem Partner nichts mehr recht machen zu können, gelobt werden nur andere.
Wie kann ich ein Klima schaffen, in dem Gespräche möglich werden und gut verlaufen?

Räuchervorschlag Gleichklang

- 1 Teil Rose
- 1 Teil Johanniskraut
- ½ Teil Mistel
- 1 Teil Alant
- ½ Teil Styrax

Entzünden Sie Kohle und geben Sie das Räucherwerk drauf. Suchen Sie einen geeigneten Platz, wo Sie mit Ihrem Partner zusammentreffen. Geben Sie immer Räucherwerk drauf, solange es Ihnen guttut.
Damit in der Beziehung wieder Harmonie einkehrt.

Räuchervorschlag Trübsal

- 1 Teil Beifuß
- 1 Teil Weißdorn
- 1 Teil Rose
- 1 Teil Alant
- ½ Teil Ysop
- ½ Teil Engelwurz

Wenn einer der Partner schon ein verhärtetes Herz hat und nur mehr Trübsal bläst.
Gibt das Gefühl zurück, festgefahrene Gedanken und Verhaltensmuster loslassen zu können, und bringt Leichtigkeit und Freude ins Leben.

Räuchervorschlag Spannungen

- 1 Teil Königskerzenblüten

Bei aufziehenden Gewittern in der Beziehung kann man Königskerzenblüten alleine auf dem Stövchen räuchern, z. B. wenn man mit dem Partner ein heikles Thema zu besprechen hat, bei dem der Partner sich recht aufregen könnte.
Der Rauch der Königskerzenblüten nimmt die Spannung.

Das Gefühl, stets daheim zu hocken, die Kinder zu hüten, nicht mehr rauszukommen, während der Partner ständig unterwegs zu sein scheint. Der eine kommt von der Arbeit zurück und möchte die Füße hochlegen und entspannen, doch der andere möchte ausgerechnet jetzt reden, über Erlebtes oder auch über Probleme, vielleicht gar die eigenen Beziehungsprobleme. Jetzt bin ich mal dran.

Räuchervorschlag Kommunikation

- 1 Teil Katzenminze
- 1 Teil Königskerze
- 1 Teil Quendel
- ½ Teil Engelwurz
- ½ Teil Eisenkraut

Gibt sowohl Diplomatie als auch Durchsetzungskraft und Mut, zu den eigenen Wünschen und Bedürfnissen zu stehen, und beruhigt.

Kontrolle

Kaum kommt man von der Arbeit heimgehetzt und hat noch schnell geputzt, steht die Schwiegermutter schon in der Tür. Schon alleine ihre Anwesenheit verursacht Stressgefühle. Zum typischen Kontrollblick fährt sie erst wie nebenbei mit einem Finger über den Türrahmen und bemängelt dann das Tun der Hausfrau, Berufstätigen und Mutter. Die Vorhänge wären die reinsten Staubfänger und bei den Fenstern sähe niemand mehr durch. Dann wird die Erziehung besprochen, werden „Tipps" gegeben, da man als Mutter ja mehr als offensichtlich an seine Grenzen gestoßen sei. Und kommt ihr Sohn von der Arbeit heim, findet sie auch für ihn sofort eine Aufgabe, die er doch längst erledigt haben sollte. Das eigene Selbstwertgefühl sackt – trotz bester Vorsätze – mal wieder in den Keller.
Wie kann ich mich von solchen Personen, die mir mehr Energie rauben als geben, abgrenzen?

Räuchervorschlag Kontrolle

- 1 Teil Rainfarn
- 1 Teil Rosenblüten
- ½ Teil Königskerze
- ½ Teil Engelwurz

Wenn irgend möglich entzündet man schon im Vorfeld das Stövchen oder noch besser eine Kohle und gibt eine Mischung Räucherwerk gegen Energieräuber darauf. Wegen des Rainfarns sollten Sie diese Mischung nur bei geöffneten Fenstern räuchern (s. S. 47).
Hilft, sich besser abzuschirmen, sodass es einem nicht so nahegeht.

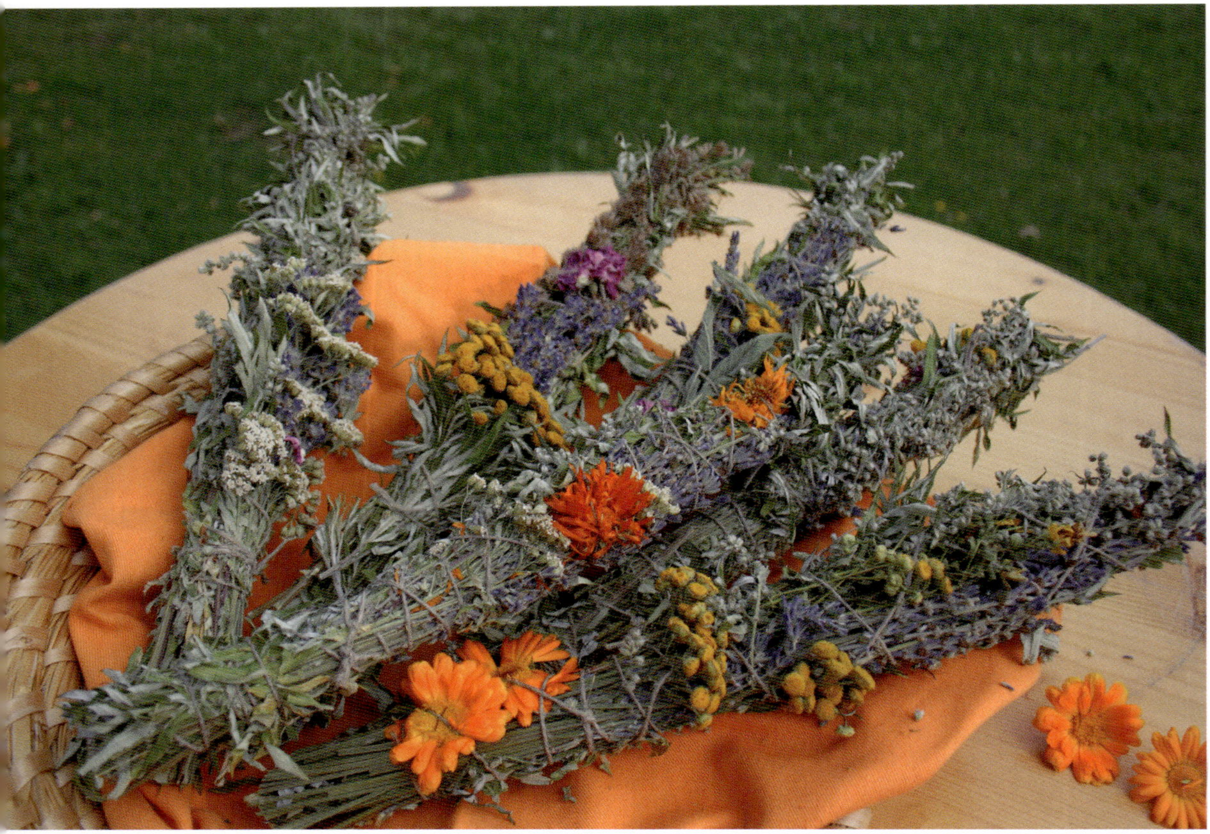

Mehr Harmonie

Eine große Familienfeier steht an. Alle treffen mal wieder aufeinander, die ganze Verwandtschaft, also auch Menschen, die sich untereinander nicht mögen. Die Gastgeber freuen sich, dennoch keimt Sorge. Wie wird es wohl werden? Werden Sticheleien oder gar Streitereien die Feier verpatzen?
Wie kann ich dafür sorgen, dass es ein harmonischer Abend wird?

Räuchervorschlag Mehr Harmonie

1 Teil Johanniskraut ½ Teil Styrax ½ Teil Rosenblüten ½ Teil Mariengras	Zünden Sie gleich zu Beginn das Stövchen an und geben Sie regelmäßig wieder Räucherwerk darauf, den ganzen Abend hindurch. Bringt ein harmonisches und ausgeglichenes Miteinander, sorgt für eine entspannte Atmosphäre, in der sich alle wohlfühlen können.

Stress im Beruf

Alles wird zu viel, in der Firma verlangen sie immer mehr und mehr. Nie ist es genug. Letzten Monat hieß es noch toller Umsatz, gratuliere, diesen Monat soll es noch mehr sein. Die Freizeit geht dafür drauf, neue Projekte auszuarbeiten, und die Familie kommt zu kurz, das schlechte Gewissen nagt. Rund um die Uhr erreichbar sein. Kaum ist ein Anruf verpasst, hört man die Mailbox ab, im selben Moment kommt eine E-Mail rein und das Handy läutet wieder. Jeder erwartet umgehend Antwort. Die Konzentration darf nicht nachlassen, dennoch bleibt so manches liegen. Da läutet schon wieder das Handy. Die Gedanken schweifen ab zum Wunsch, alles hinschmeißen zu können. Man hält es nicht mehr aus. Man fühlt sich wie eingeschnürt. Doch weiter geht's. Muss ja. Die ganze Nacht wälzt man Sorgen und Ideen, hetzt tagsüber von Termin zu Termin.
Kann Räuchern mir den Zeitdruck nehmen?

Räuchervorschlag Stress im Beruf

- 1 Teil Schafgarbe
- 1 Teil Flechte
- ½ Teil Königskerze
- ½ Teil Eisenkraut
- ½ Teil Wacholder
- ½ Teil Kalmus

Holen Sie Ihr Stövchen, entzünden Sie dessen Kerze. Schalten Sie mögliche Störfaktoren wie z.B. Ihr Handy ab. Geben Sie etwas Räucherwerk auf das Sieb. Halten Sie Ihre Hand über den Rauch. Sie werden spüren, wie Sie auf einmal die Zeit vergessen. Beobachten Sie die Flamme und legen Sie Kräuter nach, solange es Ihnen guttut. Spüren Sie, wie die Ruhe zurückkommt.
Bringt in die eigene Mitte zurück, mildert den Stress und die Erschöpfung, klärt die Gedanken und führt durch stürmische Zeiten.

Work-Life-Balance

Arbeit und Leben in Einklang zu bringen ist oft nicht einfach. Wichtig ist vor allem zu wissen, was man wirklich will. Macht uns unser Beruf vielleicht unglücklich, füllt er uns wirklich aus. Steht die Karriere im Vordergrund oder will man doch lieber mehr Freizeit? Kürzer treten, öfter Nein sagen können, wer träumt nicht davon. Der eine oder andere jammert vielleicht auf hohem Niveau und doch versteckt sich dahinter eine Unzufriedenheit. Deren Ursache zu finden ist nicht immer ganz einfach.
Ganz früher arbeiteten die Menschen, um ihr Überleben zu sichern. Heute arbeiten viele, um immer das Neueste und Beste besitzen zu können, ob Kleidung, Auto, Unterhaltungs- oder Kommunikationselektronik. Um mithalten zu können, verliert man manchmal aus den Augen, was für einen selbst wirklich wichtig ist im Leben. Ist es die Zeit für die Familie, die Freunde oder auch für sich selbst? Wie kann ich meine Batterien wieder aufladen, damit sich Leben und Arbeiten ausgewogener anfühlen?

Räuchervorschlag Work-Life-Balance

- 1 Teil Holunderblüte
- 1 Teil Schafgarbe
- 1 Teil Wacholder
- ½ Teil Beifuß
- ½ Teil Buchenholz

Suchen Sie sich ein ruhiges Plätzchen, an dem Sie sich wohlfühlen. Zünden Sie Kohle oder Stövchen an und geben Sie das Räucherwerk darauf. Legen Sie die Füße hoch, atmen Sie tief durch. Lassen Sie den Moment der Ruhe und die Räucherung auf sich wirken.
Hilft loszulassen, die eigene Mitte und seine Lebensaufgabe zu finden und öffnet den Blick für neue Perspektiven.

Miniurlaub

Wenn man ständig unter negativem Stress steht, wirkt sich das leider bald negativ auf die Gesundheit aus. Umso wichtiger ist es, einen Ausgleich zu schaffen, der uns wieder in unsere Mitte zurückbringt. Räuchern ist gerade auch dafür ein sehr wirksames Mittel, zumal es seit Urzeiten zu uns gehört.
Schalten Sie alle Störfaktoren aus, Handy, Radio, Fernseher usw. – wirklich alles. Wenn nötig sogar die Haustürglocke. Dann beginnen Sie mit Ihrem ganz persönlichen Räucherritual. Es wird wie ein Miniurlaub, eine kleine Auszeit auf Sie wirken, für die Sie nirgendwohin müssen. So gestärkt wird der Alltag wieder ein freudiges Erlebnis sein, in dem sowohl Beruf als auch Familie, Freunde, Hobbys und Freizeitaktivitäten ihren gewünschten, gleichberechtigten Platz finden.

Räuchervorschlag Miniurlaub

- 1 Teil Alantwurzel
- 1 Teil Johanniskraut
- 1 Teil Beifuß
- ½ Teil Rosenblüten
- ½ Teil Eisenkraut
- ½ Teil Styrax

Diese Miniurlaubsräucherung beruhigt, entspannt, harmonisiert, vertreibt das Stressgefühl und gibt Kraft.

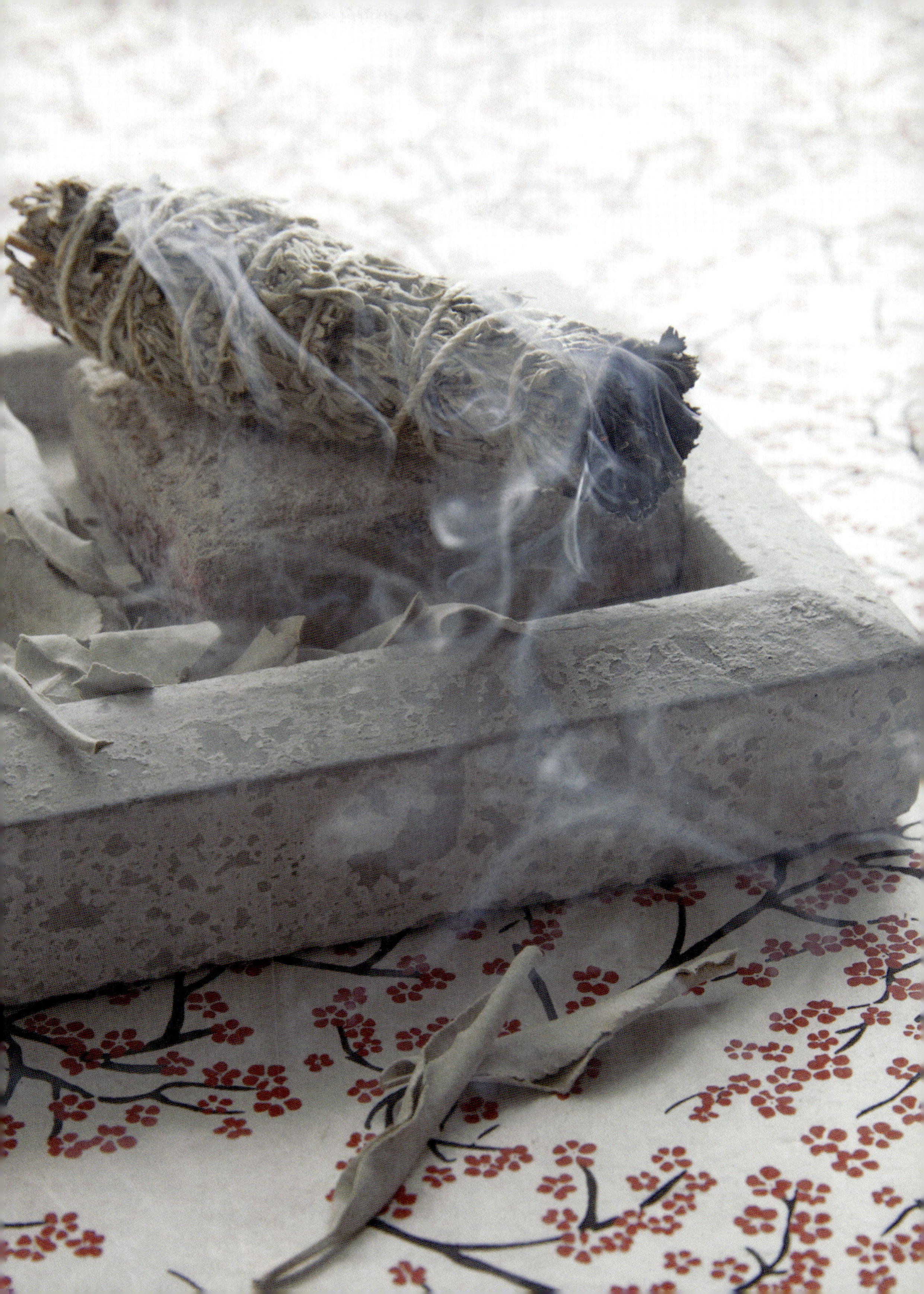

Seelische Erschütterungen

Schreck lass nach

Es gibt immer mal wieder Situationen im Leben, da fährt einem der Schreck so in die Glieder, dass man wie aus dem Takt kommt. Ein Beinahe-Verkehrsunfall, eine schlimme Nachricht, ein Blitzeinschlag im Nachbarhaus … Das Herz rast und will sich nicht beruhigen, die Knie bleiben weich, die Gedanken flattern umher, finden keinen ruhigen Pol.

Räuchervorschlag Schreck lass nach

- 1 Teil Königskerze
- 1 Teil Schafgarbe
- ½ Teil Wacholder
- 1 Teil Kalmus

Bringt ins Gleichgewicht zurück. Hilft, die innere Mitte wiederzufinden und den Schock aufzuarbeiten.

Überraschender Todesfall

Von heute auf morgen bricht die Welt zusammen. Ein gut bekannter oder gar geliebter Mensch verstirbt völlig unerwartet. Vielleicht bei einem Unfall oder weil über Nacht ganz überraschend der Tod eintrat. Man wollte noch so viel sagen, doch nun wird es keine Gelegenheit mehr dazu geben. Manchmal macht man sich Vorwürfe, glaubt, man hätte es verhindern können. Tiefe Trauer um den geliebten Menschen breitet sich aus und man selbst spürt keinen Sinn mehr für das Leben. Wie soll es weitergehen? Man fällt in ein tiefes Loch. Man weiß nicht, soll man schreien oder weinen. Vielleicht kommen gar keine Worte mehr. Trauern ist ein wichtiger Schritt.

Räuchervorschlag Trauern

1 Teil Beifuß
1 Teil Engelwurz
1 Teil Rosmarin
¼ Teil Eibe
½ Teil Styrax

Hilft loszulassen und die Trauer zu überwinden.

Ritual

Holen Sie Ihr Räucherwerk und setzen Sie sich – vielleicht neben den Lieblingsplatz des Verstorbenen. Zünden Sie eine Kerze an und räuchern Sie. Führen Sie ein Zwiegespräch mit dem Verstorbenen, wie sehr er Ihnen fehlt, was Sie ihm noch sagen wollten, dass Sie hoffen, er ist an einem schönen Ort. Dieses Ritual können Sie solange und so oft wiederholen wie es Ihnen guttut.

Sterbebegleitung

Schwere Krankheiten können sich über Monate oder Jahre hinweg ziehen. Oder von heute auf morgen bekommt man die Diagnose, dass man nicht mehr lange zu leben hat. Man ist hin und her gerissen zwischen Durchdrehen und dem Willen, Ruhe zu bewahren. Was ist wirklich wichtig im Leben? Wie helfe ich mir oder meinen nahen Angehörigen, mit so etwas umzugehen? In Altenheimen wird oft noch geräuchert, wenn jemand stirbt. Oder aber Sie fragen, ob Sie räuchern dürfen, wenn Ihr Angehöriger schon nah am Tod ist, damit es für ihn leichter wird zu gehen. Meist gibt es keine Einwände dagegen, dem Sterbenden den Übergang aus dem Weltlichen zu erleichtern.

Räuchervorschlag Sterbebegleitung

1 Teil Eibe
1 Teil Hagebutte
1 Teil Beifuß
½ Teil Holunder

Hilft dem Sterbenden, die Situation anzunehmen, und erleichtert ihm den Übergang.

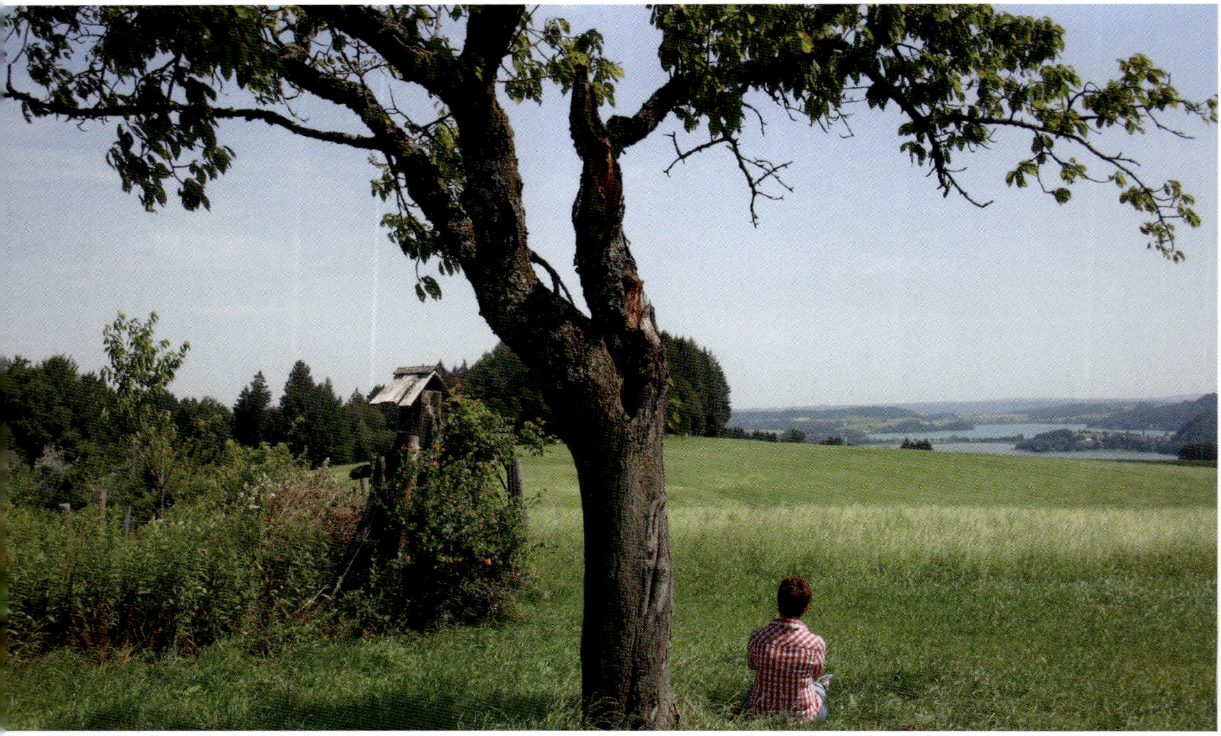

Für die Hinterbliebenen

Wenn Menschen sterben, lassen sie Angehörige zurück, denen das Gefühl, allein gelassen worden zu sein, das Herz schwer macht. Verstorbene hinterlassen eine Lücke, die sich nur langsam schließt. Auch wenn man vielleicht nicht (mehr) unter einem Dach lebte, so scheint doch plötzlich ein Platz leer geworden zu sein. Trauer und Angst mischen sich. Im Kopf kreisen die Gedanken um den, der gegangen ist, und um die Zukunft, die man sich ohne sie oder ihn nur schwer vorstellen kann.

Räuchervorschlag Für die Hinterbliebenen

1 Teil Eibe
1 Teil Engelwurz
1 Teil Rose

Bringt ins Gleichgewicht zurück. Hilft die innere Mitte wiederzufinden und die Trauer aufzuarbeiten.

Ritual

Begeben Sie sich an einen Platz, wo Sie gerne mit dem Verstorbenen waren. Entzünden Sie eine Kerze und Ihr Räucherwerk. Vielleicht beten Sie auch.

Trennung

Gründe für Trennungen gibt es vielerlei. Mal ist es nur ein Umzug, der große räumliche Trennungen mit sich bringt. Oder Paare leben sich mit den Jahren auseinander und trennen sich schließlich, lassen sich scheiden. Trennungen sind immer schwierig. Versucht man bei den einen Trennungen noch, den Kontakt aufrecht zu erhalten, so gut es geht, geht man sich bei den anderen fortan vielleicht mit Fleiß aus dem Weg oder legt sich gar gegenseitig Steine in den Weg. Manchmal hält eine Seite fest an einer Beziehung, während sie für die andere Seite schon längst vorbei ist.

Räuchervorschlag Trennung

1 Teil Beifuß
1 Teil Wacholder
1 Teil Alant

Hilft Ihnen, gestärkt durch die Trennung zu gehen und wieder nach vorn zu sehen.

Ritual

Räumen Sie die Dinge, die Sie an den Partner erinnern, in eine Schachtel. Dabei wird geräuchert. Schreiben Sie vielleicht einen Brief, in dem Sie die schönen Zeiten beschreiben, aber auch was Ihnen nicht gefiel. Lesen Sie ihn noch einmal durch und verbrennen Sie ihn. Räuchern Sie, so oft es Ihnen guttut.

Ohne Arbeit

Lange hat man gearbeitet, über 25 Jahre in derselben Firma, irgendwie gehörte man doch schon zum Inventar. Alle Höhen und Tiefen hat man miterlebt, doch nun wird man plötzlich gekündigt. Hilflos muss man zusehen, wie stattdessen ein Jüngerer eingestellt wird. Man versteht die Welt nicht mehr. Man fühlt sich wertlos. Was soll man machen? Was hat man falsch gemacht? Wie sag ich es meinem Partner?
Oder nach den Jahrzehnten der Berufstätigkeit ist es nun unweigerlich so weit, der „wohlverdiente Ruhestand" bricht an. Doch nicht jeder erwartet ihn sehnsüchtig und kann sich mit Glücksgefühlen in diese neue Lebensphase hineinstürzen. So mancher fühlt sich bald überflüssig, sucht nach einer Aufgabe, vermisst bitterlich das Gefühl, gebraucht zu werden.

Räuchervorschlag Ohne Arbeit

- 1 Teil Wermut
- 1 Teil Beifuß
- 1 Teil Ysop
- 1 Teil Johanniskraut

Gibt Ihnen die Kraft, wieder hoffnungsvoll nach vorn zu schauen.

Ritual

Gehen Sie raus, suchen Sie wenn irgend möglich selber die Pflanzen, die Sie für dieses Ritual trocknen wollen. Oder besuchen Sie einen Bio-Kräuterbauer, bei dem Sie sich Ihre Räucherzutaten aussuchen. Wieder daheim entzünden Sie Ihr Räucherwerk und spüren Sie seiner Wirkung nach.

Neustart

Nach Trennungen, Abschieden, beim Schulbeginn, wenn man den Weg in die Selbstständigkeit beginnt oder eine neue Arbeitsstelle antritt, für jeden Neubeginn braucht man Kraft, um Altes hinter sich zu lassen und neu durchzustarten.

Räuchervorschlag Neustart

- 1 Teil Quendel
- 1 Teil Salbei
- ½ Teil Kiefernharz
- 1 Teil Beifuß

Macht selbstbewusst und stärkt für die neuen Herausforderungen.

Ritual

Entzünden Sie an einem schönen Platz in Ihrer Wohnung, im Garten, an Ihrem neuen Arbeitsplatz, wo es eben gerade stimmig für Sie ist, eine Kerze. Richten Sie Ihre Räucherschale her und geben Sie nach und nach das Räucherwerk darauf.

Räuchern gegen Mobbing

Letzte Woche war noch alles in Ordnung, doch heute …
Schon viele Geschichten haben wir von unseren Kunden, Bekannten und Freunden über Mobbing gehört. Früher nannte man es noch Berufen, Verrufen oder Beschreien. Die Jüngsten machen bereits in der Schule erste Erfahrungen damit, denn sie werden gehänselt, schikaniert, ausgelacht oder gar verfolgt. In der Folge fürchten sie sich, morgens das Haus zu verlassen, fürchten sich davor, dass vielleicht gleich um die Ecke jemand auf sie wartet, der ihnen die Schultasche wegreißt, das Pausengeld raubt, der sie verprügeln wird. Es gibt so viele Geschichten, so viele Beispiele … Eine ganz moderne Variante des Berufens kann man in elektronischen Medien wie Facebook miterleben.
Die Opfer stellen sich die immer gleichen Fragen: Wieso lassen die mich nicht in Ruhe? Was habe ich getan? Nur weil ich der Schwächere bin, dicker, dünner, meine Haut eine andere Farbe hat? Kann mir jemand helfen? Anzeichen wie Bauchweh stellen sich ein. Kinder wollen plötzlich nicht mehr zur Schule gehen. Oft kann das Kind sich zu Hause nicht anvertrauen, weiß nicht, wem es von seinem Leiden erzählen soll.
Mobbing ist auch unter Arbeitskollegen häufiger, als man denkt. Kleinere Schikanen wie nicht weitergegebene Termine oder angeblich unauffindbare Dokumente bis hin zu lancierten Gerüchten und Verleumdungen machen das Arbeitsklima von Tag zu Tag belastender. Auch wenn es sich oft nur um Einzelpersonen handelt, die einem das Leben schwer machen, aus welchem Grund auch immer, so bricht den Opfern doch bald schon der Angstschweiß aus, wenn sie die Täter nur sehen. Schlimmer noch wird es, wenn sich erste Anzeichen von Krankheiten einstellen. Wie kann ich mich durch eine Räucherung stärken und wappnen?

Räuchervorschlag Für Mobbingopfer

- 1 Teil Berufkraut
- 1 Teil Wermut
- ½ Teil Eisenkraut
- ¼ Teil Kiefernharz

Wappnet gegen Intrigen oder Boshaftigkeit.

Ritual

Fächern Sie den von der Räucherkohle aufsteigenden Rauch auf Brust und Hals, über den Kopf, hinter Ihre Schultern. Stärken Sie sich oder Ihre Kinder mittels des Rauchs am besten vor und nach Schule oder Arbeit. Räuchern Sie wenn möglich am Arbeitsplatz auf einem Stövchen.

Energieräuber

Es gibt vielerlei Menschen, Situationen, aber auch äußere Umwelteinflüsse, die uns Energie kosten, die uns Kraft rauben, die uns auszusaugen scheinen. Die Natur um uns herum bietet uns Heil- und Schutzkräfte, die über den Rauch freigesetzt werden.

Die ewig zu kurz Gekommenen

Es gibt Menschen, die gerne und viel jammern. Sie erzählen, wie schlecht es ihnen doch ginge, wie arm sie dran seien. Tag ein, Tag aus, jedes Treffen mit ihnen besteht nur aus ihrem Jammern. Mal danach zu fragen, wie es dem Gegenüber geht, vergessen diese Menschen. Die Gespräche mit ihnen sind zeit- und kraftraubend. Sobald man sie sieht, fühlt man sich schon ausgelaugt. Sie jedoch fühlen sich im Laufe der Gespräche, durch ihr Jammern, zunehmend wohler. Sie tanken ihre Kraft bei anderen, bei ihren Zuhörern. Manchmal fragt man sich, ob man solcherlei Energieräuber förmlich anzieht. Wieso kann man sich so schlecht dagegen wehren?

Räuchervorschlag Gegen Energieräuber

1 Teil Dost
1 Teil Rainfarn
1 Teil Engelwurz

Diese Mischung baut ein Schutzschild auf. Man lässt nichts mehr so nah an sich ran, fühlt sich gewappnet und gestärkt.

Das wandelnde schlechte Gewissen

Man ist zufrieden, denn man hat eine Arbeit, eine Aufgabe geschafft, und um sich zu belohnen, setzt man sich hin und genießt eine Tasse Kaffee oder Tee, legt mal kurz die Füße zwischendurch hoch. Doch man kann sein Glück nur kurz genießen, denn schon biegt dieser Mensch ums Eck, der einem dieses kleine Glück nicht gönnen kann. Mit Sätzen wie „Hast du keine Arbeit?" oder „So schön wie du hätte ich es auch gerne." wird die gute Stimmung in den Keller katapultiert. Und mit „Wann willst du das denn endlich machen?" oder „Das hast du auch noch nicht gemacht!" wird ein schlechtes Gewissen genährt, das auslaugt, antreibt und stresst.

Räuchervorschlag Das wandelnde schlechte Gewissen

1 Teil Rainfarn
½ Teil Kalmus
1 Teil Rose
1 Teil Wermut
1 Teil Eisenkraut

Ist Ich-stärkend und macht Mut, die richtigen Worte zu finden.

Firmenübergabe

Firmen- oder Hofübergaben können leicht zu sehr heiklen Angelegenheiten werden. Vor allem wenn der Übergebende noch in der Firma oder auf dem Hof bleibt, wenn er sich nicht von seiner Rolle als Chef lösen kann und es dem Nachfolger schwer gemacht wird, die Verantwortung wirklich zu übernehmen. Die neuen Ideen der jungen Generation werden als uninteressant bezeichnet, denn wie man es schon seit Jahren gemacht habe, habe sich doch gut bewährt. Statt sich zurückzuziehen, wacht der Übergebende eifrig darüber, dass keine Neuerungen, keine Änderungen nötig sind. Statt dass der Nachfolger seine Ideen einfließen lassen kann, verliert sich seine Energie im Kampf um deren Durchsetzung. Sich ständig neu behaupten zu müssen, raubt allen Schwung.

Räuchervorschlag Firmenübergabe

1 Teil Rainfarn
1 Teil Alant
1 Teil Quendel

Stärkt den Glauben an sich selbst und bringt Mut und Ausdauer zurück.

Ritual

Richten Sie sich eine Räucherschale her, sei es in der Firma oder zu Hause, an einem ruhigen, ungestörten Ort. Entzünden Sie die Räucherkohle und geben Sie das Räucherwerk drauf. Gehen Sie in Gedanken durch, wie Sie Ihre Situation gerne hätten. Denken Sie bewusst positiv, an das positive Ziel Ihrer Pläne. Spüren Sie, wie gut sich das anfühlt. Fühlen Sie, dass Sie der neue Chef sind. Spüren Sie, wie der Glauben, dass sich Ihre Träume verwirklichen, zurückkehrt.

Der ewige Nörgler

Ein Kollege bringt alles aus dem Gleichgewicht, denn bereits morgens taucht er mit unzufriedenem Geschichtsausdruck auf. Er kommt ungern zur Arbeit, tut sie nicht gerne, wartet nur auf den Feierabend und seine Unzufriedenheit lässt er alle spüren. Er nörgelt ständig und an allem rum. Es gelingt ihm, den Anderen, die eigentlich gut aufgelegt und motiviert zur Arbeit kommen, durch seine Nörgeleien sehr bald die Stimmung zu verderben. Seine Art nimmt allen den Schwung. Er stiftet Unfrieden, ob bewusst oder unbewusst.

Räuchervorschlag Der ewige Nörgler

1 Teil Salbei
1 Teil Rainfarn
½ Teil Berufkraut

Die Schwingungen in Ihrem Umfeld ändern sich zum Guten. Die Nörgeleien verlieren ihre Kraft.

Ritual

Räuchern Sie an Ihrem Arbeitsplatz. Informieren Sie vorher Ihren Chef und Ihre Kollegen, damit Sie niemand damit überraschen oder eventuell stören. Entzünden Sie die Räucherkohle und geben Sie das Räucherwerk drauf.

Superschlau und Besserwisser

Ständige Vorhaltungen und Erniedrigungen von oben herab: „Dafür bist du zu dumm! Du schaffst das sowieso nicht. Das will doch niemand haben. Das braucht keiner. Das funktioniert nie und nimmer." Auch dies ist eine Form von Energieraub. Pläne werden angezweifelt, Projekte werden schlecht gemacht, Erfinder ausgelacht. Motivationen werden im Keim erstickt, Zukunftsvisionen zerredet. Solche Besserwisser rauben Energien.

Räuchervorschlag Superschlau und Besserwisser

1 Teil Berufkraut
1 Teil Dost
1 Teil Rainfarn
1 Teil Johanniskraut

Man kann sich besser abgrenzen, hilft, sich zu entspannen, und fördert das Selbstwertgefühl.

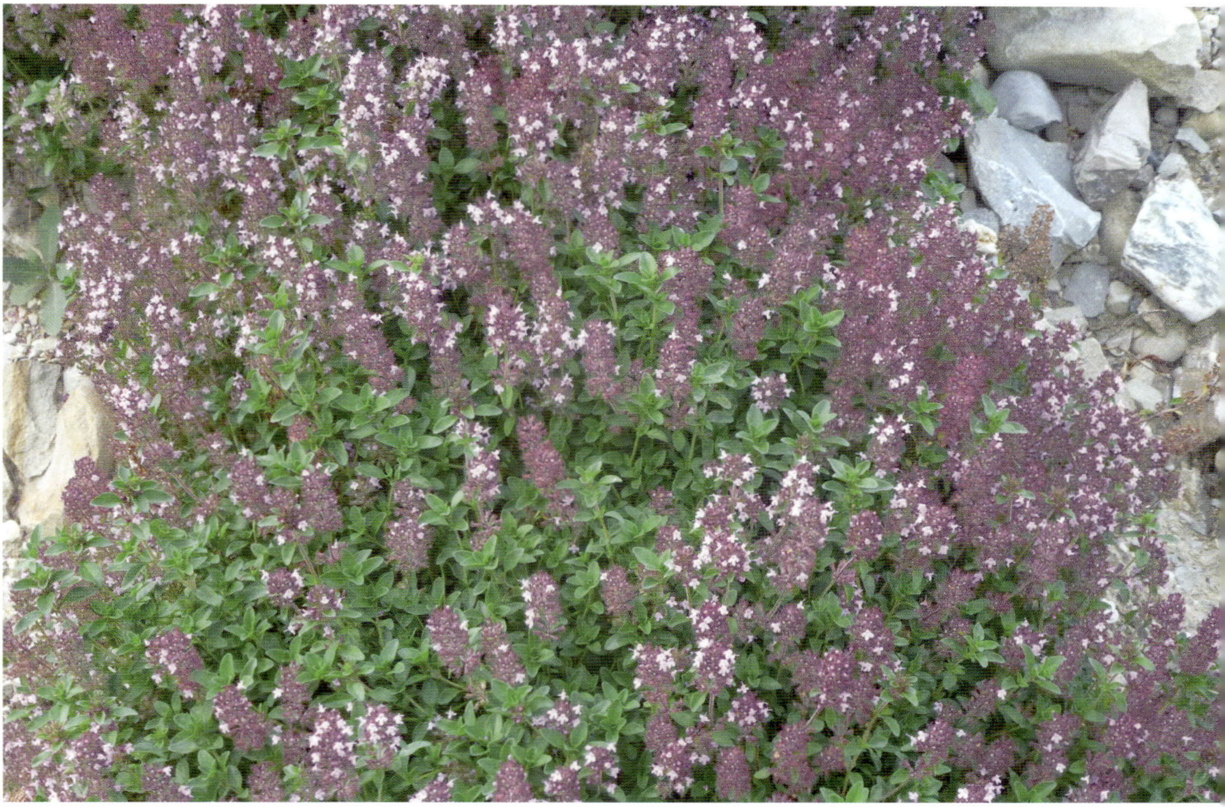

Insekten

Ich war bei einer Freundin zum Frühstück im Garten eingeladen. Gerade angekommen sah ich die Plagegeister schon herumschwirren. Stechmücken warteten schier auf uns. Ich nahm trotzdem Platz, doch es war nicht auszuhalten. In der Nähe des Sitzplatzes lag ein kleiner Teich, in dem die Stechmücken brüteten, entsprechend zahlreich waren sie. Kurzentschlossen fuhr ich nach Hause und holte Räucherwerk. Wir zündeten es auf beiden Seiten des Tisches an und siehe da, es wurde still. Die hungrigen Stechmücken suchten das Weite.

Räuchervorschlag Insekten

1 Teil Beifuß
1 Teil Lavendel
1 Teil Rainfarn
1 Teil Quendel

Zur Vertreibung von lästigen Insekten wie Stechmücken, aber auch Ameisen, Flöhen, Motten …

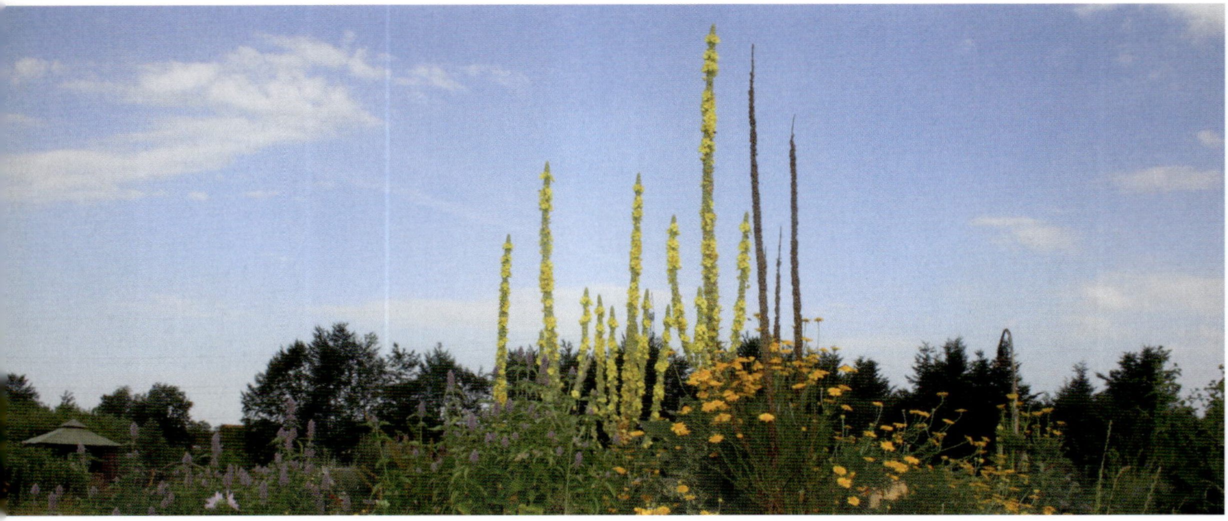

Elektrosmog

Ob zu Hause oder im Büro, zahllose Kabel, Steckdosen, elektrische Geräte gehören heutzutage wie selbstverständlich zu unserer direkten Umgebung. Immer mehr Menschen spüren deren „Spannung", fühlen sich selbst wie eine Stromleitung. Überall sind wir von elektrischem Strom umgeben, man kann fast nicht mehr aus. Wenn sogar ein Elektrogerät nicht mehr will, wie es soll, sollte uns das zum Nachdenken bringen, über den Einfluss dieser „Störungen" auf uns selbst. Hält man ein Handy länger in der Hand, kann man den Elektrosmog, den es verströmt, spüren. Um einen Raum zu reinigen, kann man ihm durch Räuchern die Spannungen nehmen.

Räuchervorschlag Elektrosmog

- 1 Teil Beifuß
- 1 Teil Johanniskraut
- ½ Teil Königskerze
- 1 Teil Rainfarn

Mindert den Elektrosmog und wirkt stressabbauend.

Ritual

Räuchern Sie in dem Raum am besten mit einem Stövchen. Geben Sie ihr Räucherwerk drauf. Fächern Sie den Rauch dorthin, wo Sie denken, dass er am nötigsten ist, in Richtung Computer, zum Handy, zum Drucker, zur Stereoanlage …
Zwischen den Räucherungen hilft es, Grünpflanzen vor die diversen Geräte zu stellen.

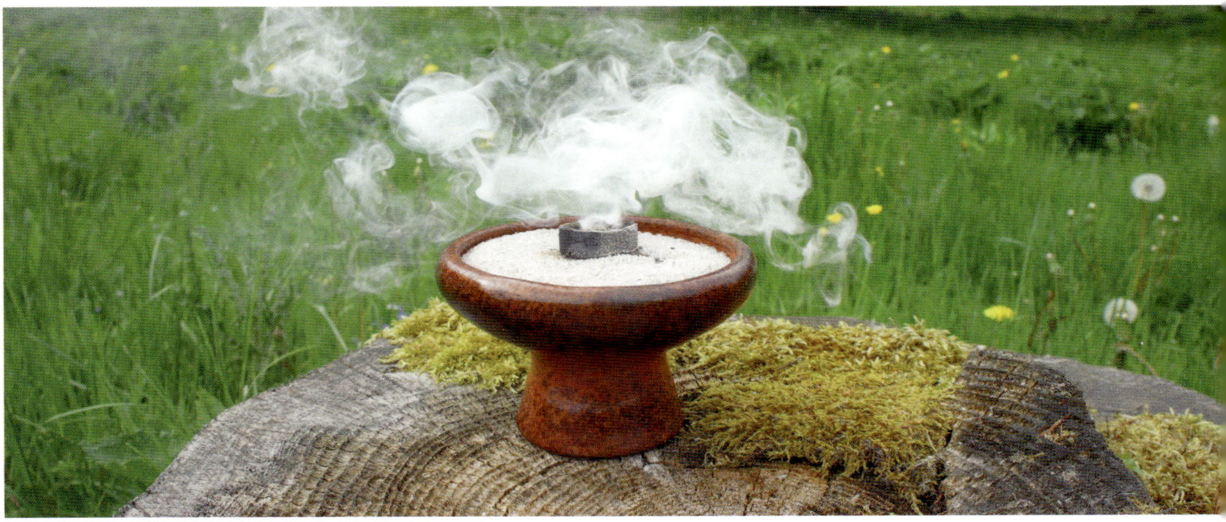

Lärm

Auch Lärm raubt uns sehr viel Energie. Überall wird man berieselt oder bedrängt von allerlei mehr oder minder lauten Geräuschen. Unsere Ohren müssen ständig aktiv sein und unser Gehirn muss gefährliche und ungefährliche Geräusche erkennen, auseinanderhalten und entsprechend verarbeiten. So mancher erhöht die Dosis freiwillig, indem er sich über Ohrstöpsel beim Joggen oder Radfahren beschallt. Die Umgebung nimmt man so nicht mehr wahr. Immer mehr Menschen erkranken an von Lärm verursachtem Stress. Baulärm, Straßenlärm, Fluglärm …

Räuchervorschlag Lärm

- 1 Teil Johanniskraut
- 1 Teil Beifuß
- 1 Teil Rose

Diese Räucherung entspannt und hilft, wieder runterzukommen.

Ritual

Nehmen Sie sich eine Auszeit, suchen Sie sich gezielt einen Platz, der ruhig ist. Schalten Sie alle geräuschproduzierenden Geräte aus. Am besten gehen Sie vorweg in den Wald, um sich dort die Pflanzen zum Räuchern zu suchen. Räuchern Sie ganz entspannt. Nehmen Sie Ihre Umgebung wahr, das Zwitschern der Vögel vorm Fenster, im Wind raschelnde Blätter, das Summen der Bienen … Gehen Sie ganz in sich.

Räuchern mit *Orakelpflanzen*

Orakelt wurde immer schon. Die einen kennen das Bleigießen zu Silvester, das viele schon mal ausprobiert haben. Und wer hat nicht schon an einer Margerite oder anderen Blütenpflanze die Blütenblätter abgezählt und gehofft, dass uns unser Liebster auch wirklich liebt. Auch Horoskope sind Orakel, denn bei all dem geht es stets darum, in die Zukunft zu schauen oder Entscheidungsfragen zu stellen. Kinder orakeln besonders gerne, aber auch Erwachsene befragen Orakel, wenn sie sich unsicher fühlen, welchen Weg sie einschlagen sollten, welche Entscheidungen zu treffen sind.

Räuchervorschlag Orakeln

1 Teil Lavendel
1 Teil Mädesüß
1 Teil Schafgarbe
½ Teil des von Ihnen gewählten Krauts

Suchen Sie sich ein Kraut selber aus, um diese Mischung zu ergänzen.

Ritual

Entzünden Sie ein Stövchen oder Kohle und geben Sie das Räucherwerk nach und nach drauf. Stellen Sie sich Ihre Fragen. Gehen Sie ganz in sich. Spüren Sie, was kommt. Hören Sie in sich hinein: Wie fühlt es sich an, wenn ich diesen Weg gehe? Notieren Sie sich auf einem Zettel Ihre derzeitigen Gefühle und Visionen und bewahren Sie ihn anschließend gut auf.

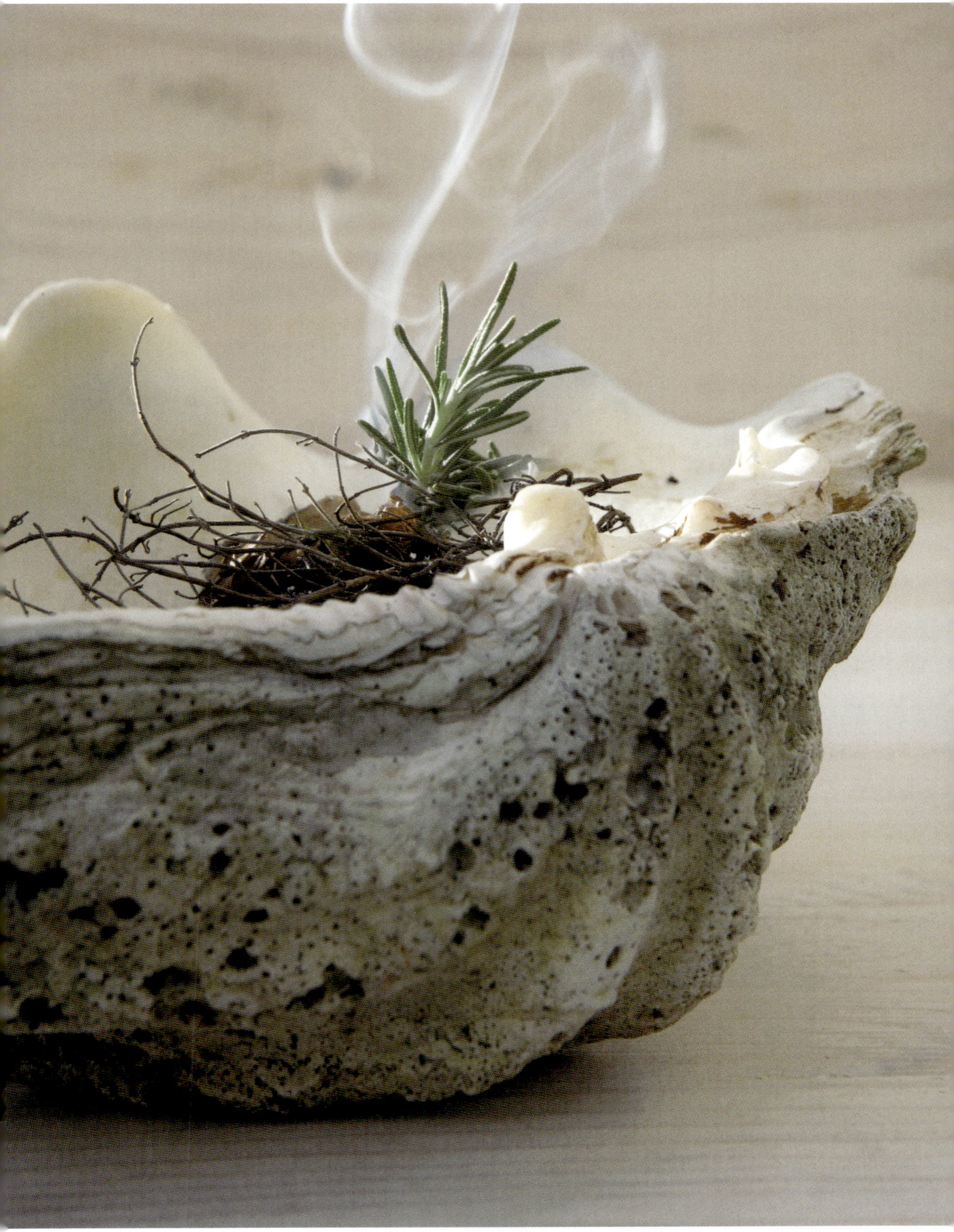

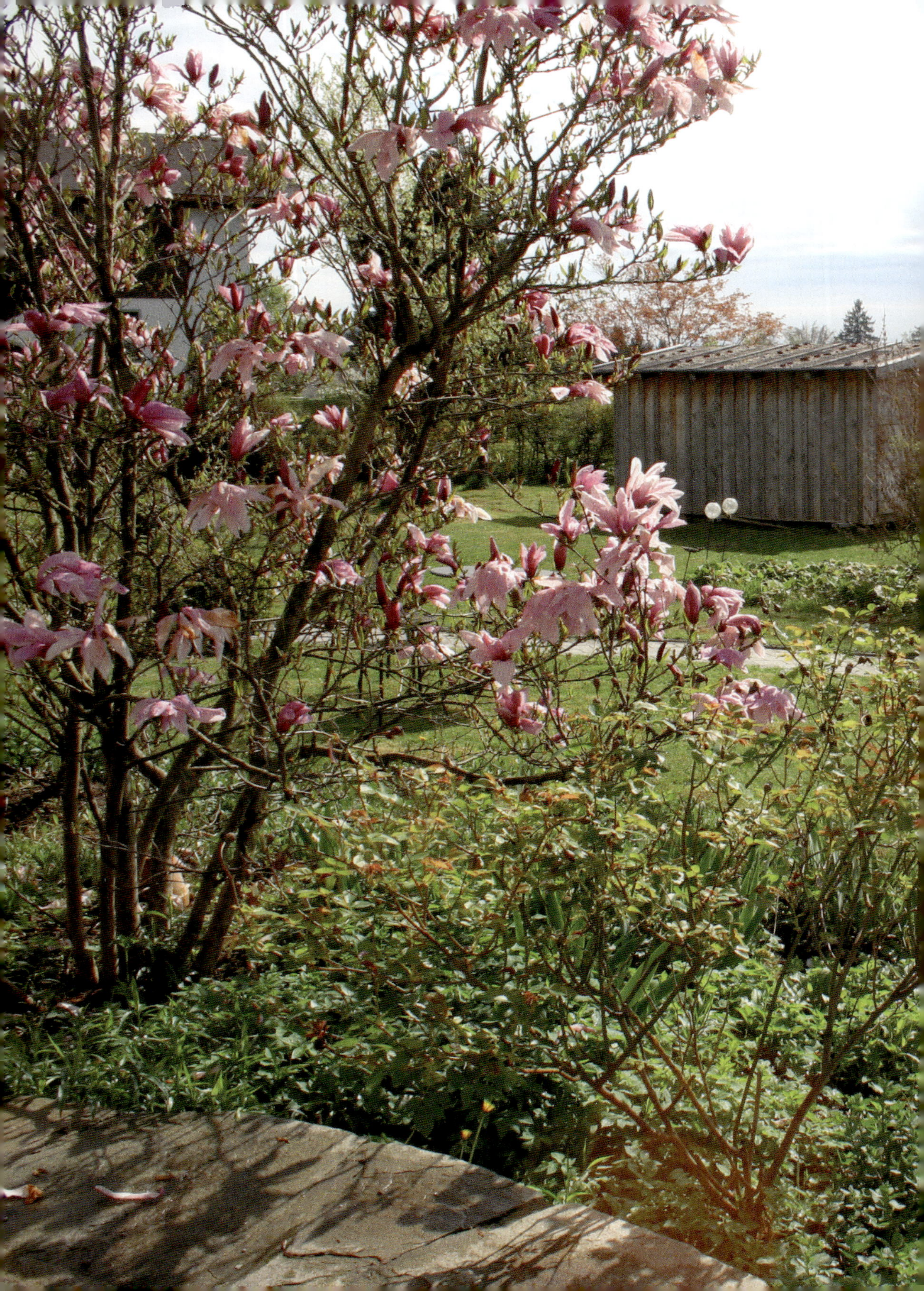

Kräuterbrauchtum

IM JAHRESKREIS

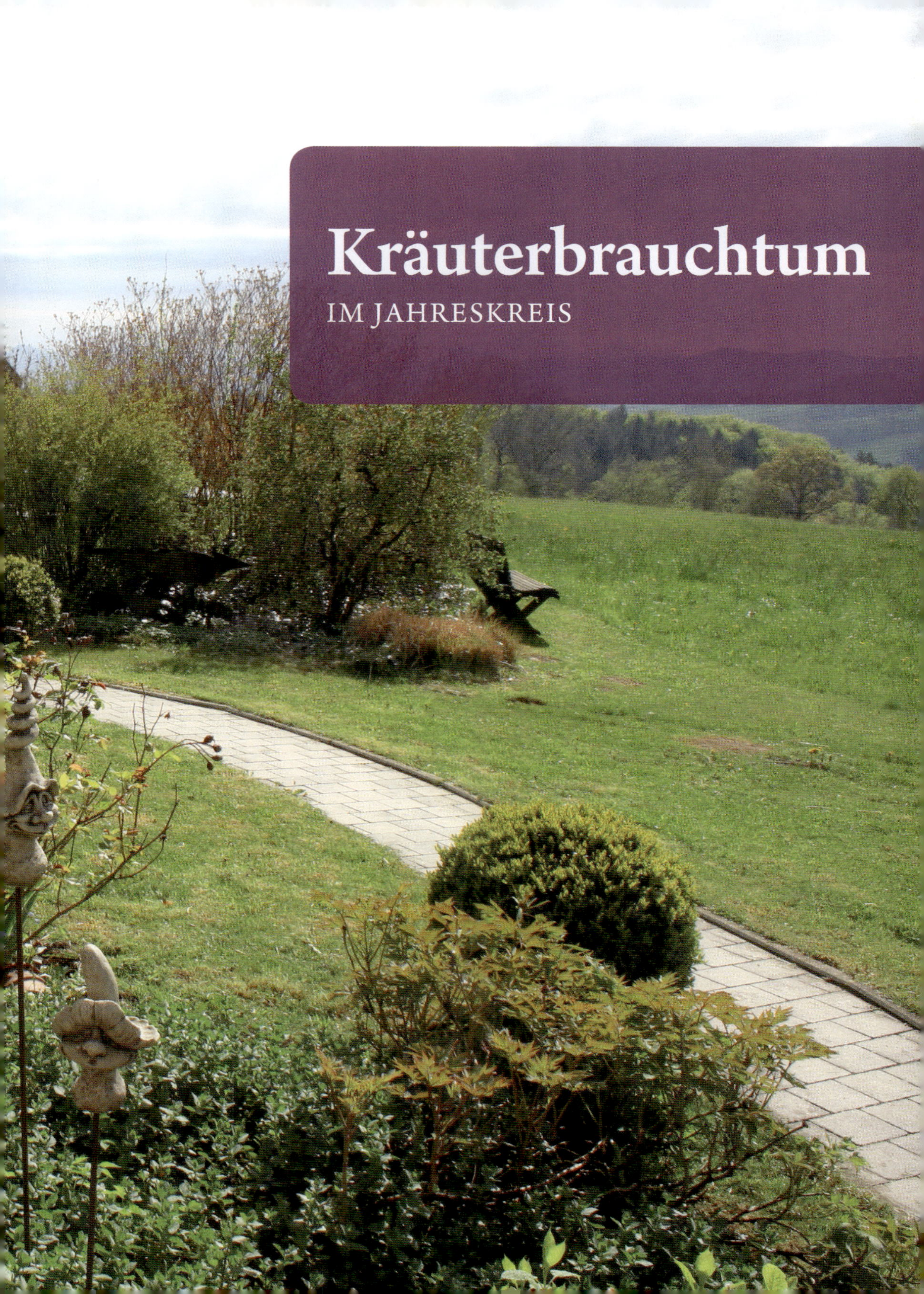

Keimen – wachsen – blühen – vergehen

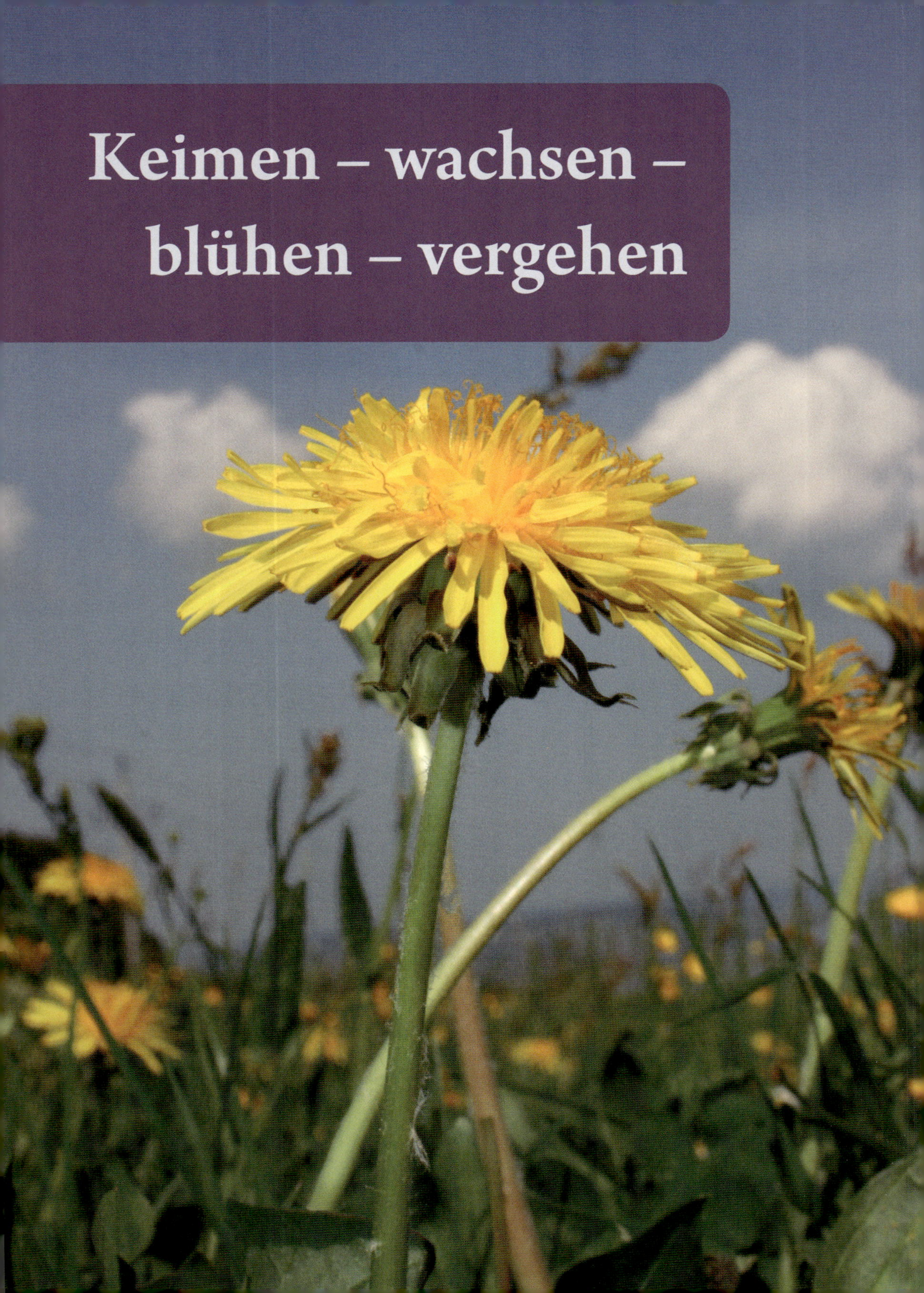

Im *Rhythmus* der Natur

Unsere Vorfahren folgten mit ihrem Lebensrhythmus dem Lauf der Sonne und des Mondes. So wurden acht Jahreskreisfeste gefeiert.

Vier Mondfeste:
Imbolc/Lichtmess zum Vollmond um den 1. Februar
Walpurgis/Beltan zum Vollmond um den 1. Mai
Lughnasad/Schnitterfest zum Vollmond um den 1. August
Samhain/Allerheiligen zum Neumond um den 1. November

Vier Sonnenfeste:
Wintersonnenwende am 21. Dezember
Sommersonnenwende am 21. Juni
Ostara bzw. Frühjahrs-Tagundnachtgleiche um den 20./21. März
Erntedank zur Herbst-Tagundnachtgleiche um den 21./22./23. September

Alles um uns herum hat seinen eigenen Rhythmus, ist auf seine Art getaktet. Menschen, Tiere, Pflanzen und das Meer folgen unsichtbaren Rhythmen. Doch unser Rhythmus wird immer öfter gestört, sei es durch Licht, das rund um die Uhr brennt, oder durch Temperaturen, die über Klimaanlagen und Zentralheizungen wie genormt eingestellt sind. Umso wichtiger ist es, die Natur um uns herum bewusster zu beobachten, beispielsweise einen Baum im Park, wie sich sein Erscheinungsbild im Wandel der Jahreszeit verändert. Solche Beobachtungen helfen uns, in den natürlichen Jahresrhythmus zurückzufinden.
Feiern Sie die acht Jahreskreisfeste, ob im Stillen mit sich allein, mit der Familie oder mit Freunden. So wie sich in der Natur alles wandelt, wandelt sich auch der Mensch. Ähnlich den vier Jahreszeiten gibt es vier Phasen im Laufe eines Menschenlebens: Das Leben beginnt mit der Geburt, danach kommt die Zeit des Heranwachsens, die blühende Jugend, darauf folgen die fruchtbare Zeit, die reife Zeit und schließlich die vergängliche Zeit des Sterbens. Auch wir sind ein Teil im Rhythmus der Natur.

Räuchern, tanzen, feiern, singen,
den Rhythmus der Natur zum Leben bringen.

31. Oktober/1. November

Allerheiligen, Samhain, Hexenneujahr

Für die Kelten begann das Jahr mit dem Novemberneumond.
Zur damaligen Zeit wurde das neue Jahr nicht in der Nacht vom 31. Dezember auf den 1. Januar gefeiert, sondern in der Nacht von 31. Oktober auf den 1. November.

Naturbeobachtungen: Die Tage werden kürzer. Das farbenfrohe Blätterdach des Waldes beginnt zu fallen, die ganze Kraft der Pflanzen zieht sich in die Wurzeln zurück, und doch werden genau zu dieser Zeit die Blattknospen für das nächste Jahr bereits angelegt. Betrachtet man zur Herbstzeit zum Beispiel den Ast einer Buche, so sieht man das alte, verfärbte Blätterlaub und neue Blattknospen fürs nächste Jahr gleich nebeneinander. Das Korn fällt zu Boden. Es schläft und bereitet sich darauf vor, im nächsten Jahr zu keimen. Aus ihm entsteht neues Leben, das viele Früchte tragen wird. Für unsere Ahnen waren dies Zeichen von Leben und Sterben zugleich. Nebel ziehen auf und tauchen alles in ein düsteres Licht, und doch enthält dieser Nebel das lebensspendende Element Wasser. Herbststürme fegen bedrohlich über das Land, und doch lüften sie mal richtig durch, indem Abgestorbenes in der Natur ausgebrochen und „fortgeräumt" wird. Es ist die Zeit des Loslassens, nur so kann etwas Neues entstehen. Es war schon immer wichtig, mit Vergangenem abzuschließen, reinen Tisch zu machen, denn das schafft Platz für neue Ideen, Eingebungen, Visionen. Die Menschen spürten, dass zu dieser Zeit das Tor zu unseren Ahnen weit geöffnet ist. Wie mystisch kann ein Nebelspaziergang zu dieser Zeit auch sein, hat er doch etwas Verbindendes, er lässt uns nachdenklich werden, er führt uns zurück zu unseren Wurzeln. Wenn man jetzt im Nebel räuchert, hat man alle 4 Elemente vereint. Die glühende Kohle symbolisiert das Feuers, der Nebel das Wassers, der Rauch die Luft und die Räucherpflanze die Erde. Ist in letzter Zeit ein lieber Mensch verstorben und man wollte noch etwas sagen, blieb etwas unausgesprochen. Dann ist jetzt die beste Zeit, dies mit einem Räucherritual nachzuholen.
Alter Brauch: Man glaubte, dass die Ahnen in der Nacht vor Allerheiligen zurück zu ihren Häusern kommen. Um ihnen den Weg zu weisen, entzündete man Kerzen in den Fenstern. Dann wurde der Tisch reichlich gedeckt und für die Ahnen ein Platz freigehalten. Beim Festmahl erzählte man sich Geschichten über die verstorbenen Sippenmitglieder, wie sie waren und wie sie gelebt haben. Später zog man sich zurück, um mit den Ahnen selbst Zwiegespräch zu halten. Man brauchte vielleicht einen Rat von ihnen oder man wollte sich noch mal für die gemeinsame Lebenszeit bedanken. Es war die Gelegenheit zu sagen, was einem auf der Seele brannte. Auf Friedhöfen wurden früher oft sogenannte Schwellenbäume gepflanzt, wie etwa Eibe, Wacholder und Holunder. Sie stehen für die Verbindung von Leben und Tod.

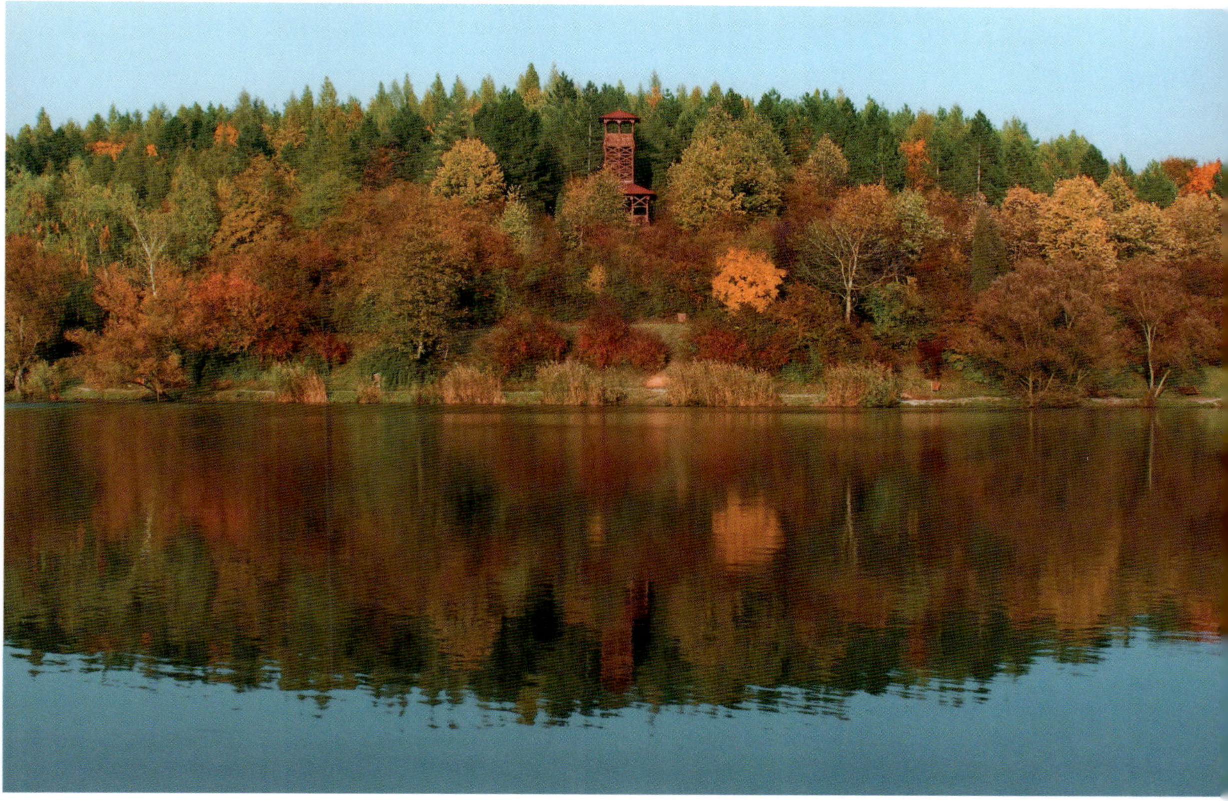

Ritual zu Allerheiligen

2 Teil Wacholder
1 Teil Eibe
1 Teil Fichtenharz
½ Teil Holunderblüte
½ Teil Engelwurz
½ Teil Rosenblüten

Hierfür sucht man sich einen Platz, an dem man ungestört ist. Am besten räuchert man dort, wo auch der Verstorbene gerne war, oder zu Hause am Tisch, wo sein Platz war. Man bereitet sich einen schönen Tisch, stellt vielleicht Blumenschmuck oder zur Jahreszeit passende Naturmaterialien drauf, vielleicht ein Bild des Verstorbenen oder sein Lieblingsgetränk, ein gutes Glas Wein oder Bier. Jene Dinge eben, die er oder sie gern hatte.

Dann richtet man sich eine Räucherschale her, entzündet die Kohle, stellt noch eine Kerze dazu und versucht langsam zur Ruhe zu kommen. Den verschiedenen Räucherkräutern, die uns bei unserem Zwiegespräch unterstützen sollen, kann man noch eine Lieblingspflanze des Verstorbenen beigeben. Ist die Kohle durchgeglüht, beginnen wir, das Räucherwerk drauf zu streuen, und bitten den Verstorbenen, Platz zu nehmen. Wir unterbreiten unsere Gedanken und Gefühle, ob wir uns nun bedanken oder entschuldigen, den Herzenswunsch, den wir vielleicht haben. Das ist sicher bei jedem anders, doch im Grunde geht es darum, loszulassen und befreit in die Zukunft zu gehen.

Achten Sie auf Ihre Gefühle, die hochkommen.

Nach dem Ritual bedanken wir uns bei dem Verstorbenen und bitten ihn oder sie, wieder zu gehen. Danach löschen wir die Kerze und beenden das Ritual.

21. Dezember

Wintersonnenwende
Thomasnacht, Julfest

Geburt des Lichts, die Tage werden wieder länger.

Naturbeobachtungen: Es ist die längste und somit die dunkelste Nacht des Jahres und doch wird jetzt das Licht geboren. Es ist ein markanter Wendepunkt im Jahreslauf und gibt die Gewissheit, dass auch aus der dunkelsten und tiefsten Phase im Leben wieder neues Leben geboren wird. Von nun an beginnt die Natur, sich langsam wieder zu regen. Der Samen in der Erde sucht von nun an das Licht, er beginnt sich langsam zu drehen und bereitet sich darauf vor, zu keimen. Die Menschen gingen früher davon aus, dass sich die gesamte Vegetation und somit auch die Naturgeister während der kalten Jahreszeit in alles Immergrüne wie z.B. Fichten, Tannen, Eiben zurückgezogen haben. Sie verehrten diese Bäume ganz besonders und brachten ihnen verschiedenste Opfergaben wie etwa Äpfel oder Nüsse und behängten sie mit Tier-Symbolen oder Sonne, Mond und Sternen.

Beobachten Sie die Jahreszeiten in Ihrer Umgebung und gestalten Sie Ihren individuellen Jahreszeitenkranz danach. Dazu entzündet man jeweils eine Kerze, um die Jahreszeiten nacheinander zu erwecken.

Alter Brauch: Bis heute holt man sich die immergrünen Bäume ins Haus. In vielen Gegenden in Österreich ist es nach wie vor Brauch, Bilder und Herrgottswinkel in dieser Zeit mit Tannen- oder Fichtenzweigen zu schmücken, in der Hoffnung, dass es draußen bald wieder grün werde. Es gibt Vermutungen, dass der Urweihnachtsbaum eine Eibe war – grün mit roten Früchten. Feiern zur Wintersonnenwende haben lange Tradition und sind heute noch weit verbreitet. In ihrem Rahmen werden Haus und Hof mit duftendem Räucherwerk gereinigt.
Zur Wintersonnenwende wurde aus immergrünen Zweigen ein Jahreszeitenkranz gebunden, der später von unserem heutigen Adventkranz abgelöst wurde. Er wurde den Jahreszeiten folgend geschmückt: mit Blüten, Blumenzwiebeln oder Palmkätzchen für den Frühling, mit Kornähren, Blüten und Kräutern für den Sommer, mit Früchten, Hagebutten oder Laub für den Herbst und schließlich Efeu, Stechpalme, Eberwurz oder Mistel für den Winter.
Die auch Thomasnacht genannte längste Nacht des Jahres wurde von vielen sehnsüchtig erwartet, denn in dieser Nacht konnte man sich seinen Liebsten erträumen. Zu diesem Zweck nutzte man die Schafgarbe, das Orakelkraut für Zukünftiges. Man legte sich die Schafgarbe entweder unters Kopfkissen oder verräucherte sie vor dem Schlafengehen, um so am nächsten Morgen Gewissheit zu haben.
Viele Menschen packten für diese Nacht einen Gabenkorb mit Äpfeln, Nüssen, Keksen und gingen mit ihrer Familie in den Wald. Dort suchte man sich ganz intuitiv einen Baum, der beschenkt wurde. Man schmückte ihn mit den mitgebrachten Gaben. Man bedankte sich für das vergangene Jahr und bat gleichzeitig, dass die Naturkräfte bald gestärkt wieder zurückkommen sollten, um den Frühling ins Land zu bringen. Denn der Winter war lang, kalt und entbehrungsreich.

Ritual zur Wintersonnenwende

1 Teil Johanniskraut
1 Teil Beifuß
1 Teil Alant
½ Teil Fichtenharz

Zu Ehren des wiederkehrendes Lichts und der Naturkraft, die in allem Immergrünen wohnt, entzünden wir ein selbstgebundenes Räucherstäbchen, das wir zur Sommersonnenwende gebunden haben. Oder ein Stück Zunderschwamm, auf den wir die Räucherkräuter streuen. Haben wir die Möglichkeit, entzünden wir ein Lagerfeuer, versammeln uns mit der Familie oder mit Freunden darum, lauschen dem Knistern und übergeben dann der letzten Glut die speziell zur Sommersonnenwende geernteten Kräuter, welche die größte Sonnenkraft besitzen und diese nun in der dunkelsten Zeit an uns abgeben.

25. Dezember bis 6. Januar

Raunächte

Rauhnächte, Rauchnächte

Raunächte klingt schaurig und schön zugleich.
Die Zeit des Ruhens – alle Räder stehen still

Naturbeobachtungen: Das Sonnenjahr hat 365 Tage und das Mondjahr hat 354 Tage. Folglich gibt es 11 Tage und 12 Nächte zwischen den Zeiten. Während dieser Tage und Nächte stehen die Tore in die Anderswelt weit offen. Das Land ist schneebedeckt und eisige Winde wehen übers Land. Früher streunten Wölfe und wilde Tiere immer dichter um die Häuser und suchten nach Nahrung. Darum verließ man nach Einbruch der Dämmerung nicht mehr das Haus.
Alter Brauch: Nun begann die Zeit des intensivsten Räucherns, zu der man vor allem die um die Sommersonnenwende geernteten Kräuter verwendete, um deren in vielen Sonnenstunden gespeicherte Kraft aufzunehmen. Geräuchert wurden Haus und Stall. Dies geschah – da man in der kalten Jahreszeit sehr eng zusammenwohnte – zur Desinfizierung und Reinigung, aber eben auch gegen böse Geister und zum Segen.
Alle Räder stehen still zu dieser Zeit, selbst die Wagenräder: Man reiste nicht durchs Land. War man bei Verwandten zu Besuch, blieb man bis zum Ende der Raunächte dort. Denn „es zieht die Frau Percht mit ihrem Gefolge umher" oder aber im Alpenraum die Wilde Jagd. Sie sammelten die verirrten Seelen ein und führten sie zum Licht. Darum hängte man in dieser Zeit auch keine Wäsche auf, damit sich die armen Seelen nicht darin verfingen. Außerhalb des Alpenraumes herrschte der Glaube an Wotan vor. Ihm zur Seite standen seine Wölfe und zwei Raben, der eine für die Zukunft, der andere für das Vergangene.
Um böse Geister zu vertreiben, wurde während der Raunächte viel Krach gemacht. Heute kennen wir dies allerorts noch zu Silvester. In den Alpenregionen ist heute auch das Aper- oder Goaßlschnalzen noch weit verbreitet. Es beginnt

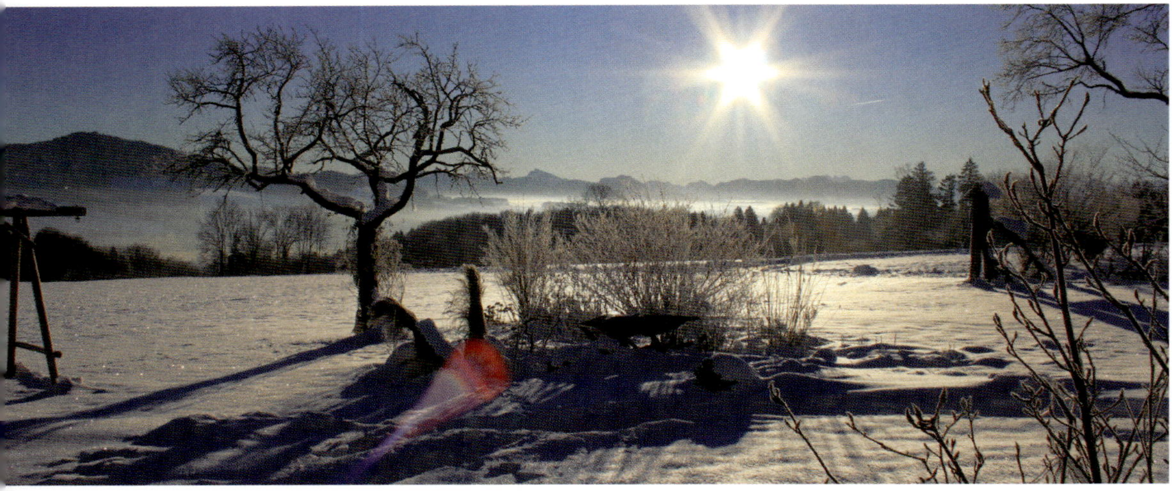

traditionell am Stephanitag, dem 26. Dezember, und soll den Schnee und die bösen Geister vertreiben, damit es wieder Frühling wird.
Die 12 Raunächte beginnen am 25. Dezember und enden am 6. Januar, dem Dreikönigsfest. Mancherorts beginnen die Raunächte schon am 21. Dezember zur Wintersonnenwende, andernorts am Heiligen Abend. Die Nächte waren für unsere Vorfahren vor allem Orakelnächte, in denen mit dem Vergangenen abgeschlossen wurde und auf Kommendes Vorschau versucht. Kommen wir gut durch den Winter? Bleiben wir von Krankheiten verschont? Wird es reiche Ernte geben? Müssen wir uns vor Raub und Plünderei schützen? Wird mir meine Frau einen Sohn gebären? So hatte jeder seine eigenen Vorstellungen, was er über die Zukunft wissen wollte. Doch zuvor musste man mit dem Vergangenen abschließen, loslassen, sich frei machen, um dann für das Zukünftige bereit zu sein.

Orakeln zur Rückschau

Wir gehen in uns und halten Rückschau. Was war gut? Was ist nicht so gut gelaufen? An was hat es uns gefehlt, was kann man verbessern? Was wollen wir für die Zukunft, was wollen wir erreichen? Jeden bewegt etwas anderes. In den ersten 6 Raunächten beginnen wir mit diesem Abschließen und Loslassen.

Räuchervorschlag Orakeln zur Rückschau

1 Teil Eibe
1 Teil Beifuß
1 Teil Rosenblüten

In den Rau(ch)nächten soll es ordentlich rauchen, darum brauchen wir hierfür eine größere Räucherschale und Kohle oder Glut. Wir beginnen, uns auf das Thema einzustimmen. Wir streuen das Räucherwerk auf die Glut und gehen in uns, lassen den Gedanken freien Lauf. Vielleicht schreiben wir auch auf, was uns so in den Sinn kommt oder was wir in den ersten sechs Nächten träumten.

Orakeln zur Vorschau

In den folgenden sechs Nächten geht es mehr um unsere Zukunft, was sie bringen wird, jedem das seine.

Räuchervorschlag Orakeln zur Vorschau

1 Teil Schafgarbe
1 Teil Beifuß
1 Teil Mistel
⅛ Teil Bilsenkraut (siehe Warnhinweis S. 34)

Jede der zwölf Raunächte symbolisiert einen Monat im kommenden Jahr. Notieren Sie sich jeweils die Gedanken und Gefühle bei den Räucherungen und die Träume dieser Nächte und dann lassen Sie sich übers Jahr überraschen.

Erfahrungsbericht

1 Teil Schafgarbe
1 Teil Beifuß
1 Teil Mistel
1 Teil Mädesüß

In einer der Rau(ch)nächte träumten wir mal, dass es sehr heiß sei, und wir schwitzten außergewöhnlich stark in dieser Nacht. Und wirklich, der Juli darauf wurde der heißeste Monat seit langem.

um den 1. Februar

Lichtmess

Imbolc

Das Licht hat jetzt endgültig gesiegt, die Tage sind schon wieder merklich länger.

Naturbeobachtungen: Zum Vollmond um den 1. Februar erkennt das Samenkorn das Licht, beginnt zu keimen und strebt ihm mit aller Kraft entgegen. Februar leitet vom lateinischen Wort „februare“ ab und bedeutet so viel wie „reinigen“.
Alter Brauch: Es war die Zeit des Loslassens, des Reinigens, des Neubeginns. Man lüftete die Wohnung durch, begann den Frühjahrsputz, ging Raum für Raum vor. Bis heute werden nun die Fenster geputzt, die Bettdecken gelüftet, die Vorhänge gewaschen und es wird bis in die dunkelsten Ecken gewischt. Jetzt ist ein günstiger Moment, um auszumisten.
Geräuchert wurde vor allem reinigend, desinfizierend, eben um alle Krankheitsdämonen zu vertreiben. Notgedrungen war nun auch die Zeit des Frühjahrsputzes für den Körper. Die wenigen verbliebenen Nahrungsmittel mussten noch strenger eingeteilt werden. Eine Zeit des Fastens ohne religiöse Hintergründe begann, weil eben die Vorratskammern leer waren.

Zu Lichtmess räucherten die Imker ihre Bienenhäuser mit Quendel, um den Bienen Mut zu machen und sie aufzurütteln, denn die ersten Pollen von Hasel und Weide können bald gesammelt werden. Zu Lichtmess wurden auch Bäume im wahrsten Sinne des Wortes wachgerüttelt, um ihre Lebensgeister zu wecken und um ihnen zu sagen, der Frühling sei nah.
Lichtmess war der „Lostag“ für die Mägde und Knechte. Sie wurden an diesem Tag ausbezahlt und der Bauer entschied, wer noch ein weiteres Jahr bleiben durfte oder wer sich eine neue Anstellung suchen musste.

Ritual zu Lichtmess

1 Teil Beifuß
1 Teil Wacholder
1 Teil Salbei

Der Frühjahrsputz beginnt. Öffnen Sie alle Fenster und Türen, misten Sie aus, was nicht mehr gebraucht wird. Das befreit und schafft Platz für Neues. Entzünden Sie Räucherkohle oder Stövchen und geben Sie das Räucherwerk drauf. Zünden Sie noch zusätzlich eine Kerze an, um das Licht zu ehren. Gehen Sie durch alle Räume und räuchern Sie diese gut durch. Freuen Sie sich auf Kommendes.

um den 20./21. März

Frühlings-Tagundnachtgleiche

Ostara

Der Frühling ist da. Die Tage werden wieder länger als die Nächte.

Naturbeobachtungen: In den Tagen um den 21. März wird der Frühling geboren, die Keimlinge durchstoßen die Erde und streben der Sonne entgegen. Weide und Hasel beginnen zu blühen, erste Blattknospen öffnen sich. Die Vögel zwitschern, die Bienen summen und die ersten Schmetterlinge drehen ihre Runden. Die Wiesen werden langsam wieder saftig grün. Frühlingsknotenblumen, Schlüsselblumen und Gänseblümchen sprießen. Ein altes Sprichwort sagt: „Wenn man mit einem Fußabdruck sieben Gänseblümchen auf einmal bedecken könnte, dann ist der Frühling da.“ Die Tage werden von nun an wieder länger und wir verspüren sogleich Frühlingsgefühle und alles geht scheinbar leichter von der Hand.
Die ersten Blüten, die Sie entdecken, sollten Sie verspeisen, denn es heißt, dann bleibt man bis zum 1. November gesund.
Alter Brauch: Für die Menschen früher erweiterte sich das Nahrungsangebot nun täglich. Die frischen Sprossen und Knospen sind sehr nahrhaft und boten eine willkommene Abwechslung. Endlich ging es wieder bergauf, denn die Hungerszeit war zu Ende. Die Freude darüber und den neuen Antrieb feiert man bis heute anlässlich der Frühlings-Tagesundnachtgleiche. Die ersten frischen Kräuter werden gesammelt, alles, was schon rausspitzelt wie etwa Brennnessel und

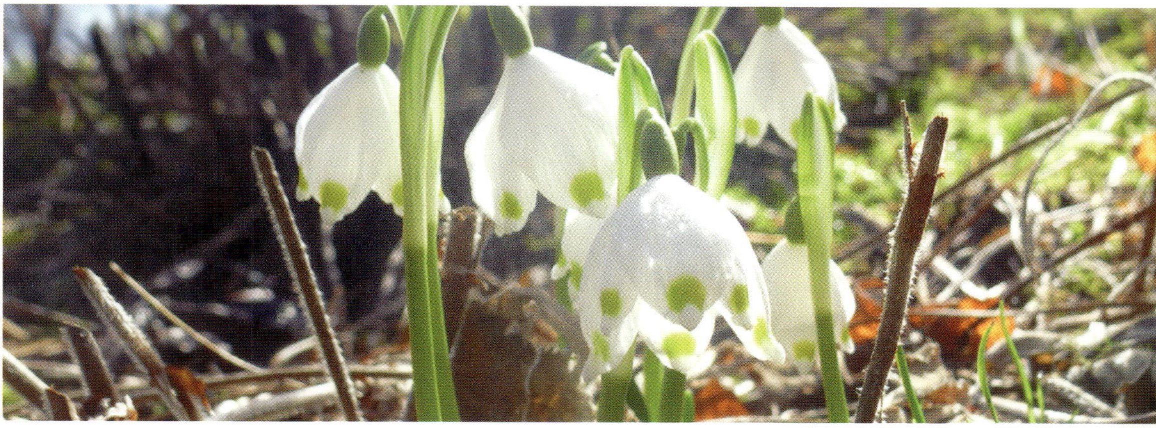

Löwenzahnblätter. Aus den ersten Frühlingsboten wird die traditionelle Neun-Kräuter-Suppe gekocht und mit Hochgenuss verspeist. Die Grünkraft steckt vor allem in den frischen, grünen Blättern, über deren Farbstoff Chlorophyll die Pflanze die Energie des Sonnenlichts aufnimmt und sie in für ihren Stoffwechsel nutzbare Energie umwandelt. Deswegen bezeichnet mancher das Chlorophyll als „flüssige Sonne".

Um Ostara ist auch die beste Zeit zum Entschlacken und Entgiften. Die Frühlingskräuter laden dazu förmlich ein. Sie vertreiben die Null-Bock-Stimmung des Winters und bringen Schwung und Lebensfreude.

In christlichen Gemeinden wird der Palmbuschen aus sieben verschiedenen Zweigen – Buchs, Stechpalme, Palmkätzchen, Thuja, Eibe, Sadebaum und Wacholder – auf einen Haselnussstecken gebunden. Dieses Symbol der Fruchtbarkeit und des Friedens wird geweiht und dann zu Georgi, am 23. April, aufs Feld gesteckt. Dies war dann auch der letzte Tag, an dem man über die Wiese gehen durfte, damit sie danach in Ruhe wachsen konnte.

Ein weiteres altes Symbol der Fruchtbarkeit sind die rot gefärbten Eier zu Ostern.

Ritual zu Ostara

- ½ Teil Mariengras
- 1 Teil Lavendel
- 1 Teil Schlüsselblumen
- 1 Teil Engelwurz

Laden Sie sich zur Begrüßung des Frühlings Freunde ein, sammeln Sie zusammen auf einer ungedüngten Wiese frische Kräuter für Ihre Neunkräutersuppe: Brennnessel, Löwenzahnblätter, Giersch, Spitzwegerich, Schafgarbe, Vogelmiere, Brunnenkresse, Gänseblümchen und Taubnessel. Bereiten Sie gemeinsam die Suppe zu. Wenn möglich entfachen Sie ein Feuer und versammeln Sie sich darum. Oder richten Sie sich einen Ritualplatz her, indem Sie in die Mitte eines Kreises aus Kerzen eine weitere Kerze stellen. Dieser Kreis symbolisiert das Feuer. Essen Sie nun gemeinsam die Suppe und erzählen Sie sich gegenseitig Ihre Wünsche und Ziele für die kommenden Monate. Dann nehmen Sie die Räucherkräuter und übergeben Sie diese zusammen mit Ihren Wünschen dem Feuer oder der vorbereiteten Räucherschale.

30. April/1. Mai

Walpurgis

Beltane

Walpurgis, die Nacht zum 1. Mai, ist ein Fest der Freude, der Liebe, der Fruchtbarkeit und des Lebens.

Naturbeobachtungen: Der beginnende Wonnemonat Mai mit seinen kräftiger werdenden Sonnenstrahlen löst wahre Frühlingsgefühle aus. Die Wärme lässt die jungen Pflänzchen regelrecht aus den Boden schießen, die Blütenknospen beginnen sich zu öffnen, machen sich bereit, bestäubt zu werden.
Alter Brauch: Walpurgis war das Fest der wilden Weiber. Zu Walpurgis flechten junge Frauen und Mädchen sich Blütenkränze aus Gänseblümchen, Efeu oder Labkraut und tanzen derart geschmückt Hand in Hand im Kreise oder um ein Feuer, als Ausdruck von Unbeschwertheit und Lebensfreude. Diese Feste dienten auch der Brautschau und da alle euphorisch den kommenden Monaten entgegenblickten, war sie meist erfolgreich.
Sexualität spielte seit jeher in dieser Zeit des Jahres eine große Rolle. In der Walpurgisnacht wälzten sich Paare auf den Feldern und Äckern, denn es sollte Fruchtbarkeit und reiche Ernte bringen, und nackt im Morgentau, um sich jugendliche Schönheit und Gesundheit zu sichern. Zudem war es die beste Zeit, um „Frauenkräuter" wie Schafgarbe, Taubnessel, Frauenmantel und Rotklee für die spezielle Frauenkraft zu sammeln.
Auch das Maibaumaufstellen ist in vielen ländlichen Gebieten im Brauchtum fest verankert. Der Maibaum ist ein Phallussymbol und steht für Fruchtbarkeit und lebenserweckende Kraft. Vielerorts klettern die Burschen auf den Maibaum und demonstrieren so ihre Männlichkeit, um ihrer Liebsten zu imponieren.

Räuchervorschlag speziell für die Liebe

1 Teil Muskatellersalbei
1 Teil Rose
⅛ Teil Bilsenkraut (siehe Warnhinweis Seite 34)

Richten Sie sich mit Ihrem Partner einen schönen Platz her, mit vielen Kerzen, dem Symbol des Feuers. Entzünden Sie die Räucherkohle mit dem Räucherwerk darauf. Umschmeicheln Sie Ihren Partner mit dem Rauch, lassen Sie den Rauch über den ganzen Körper ziehen. Anschließend wird getauscht und Ihr Partner verwöhnt Sie.

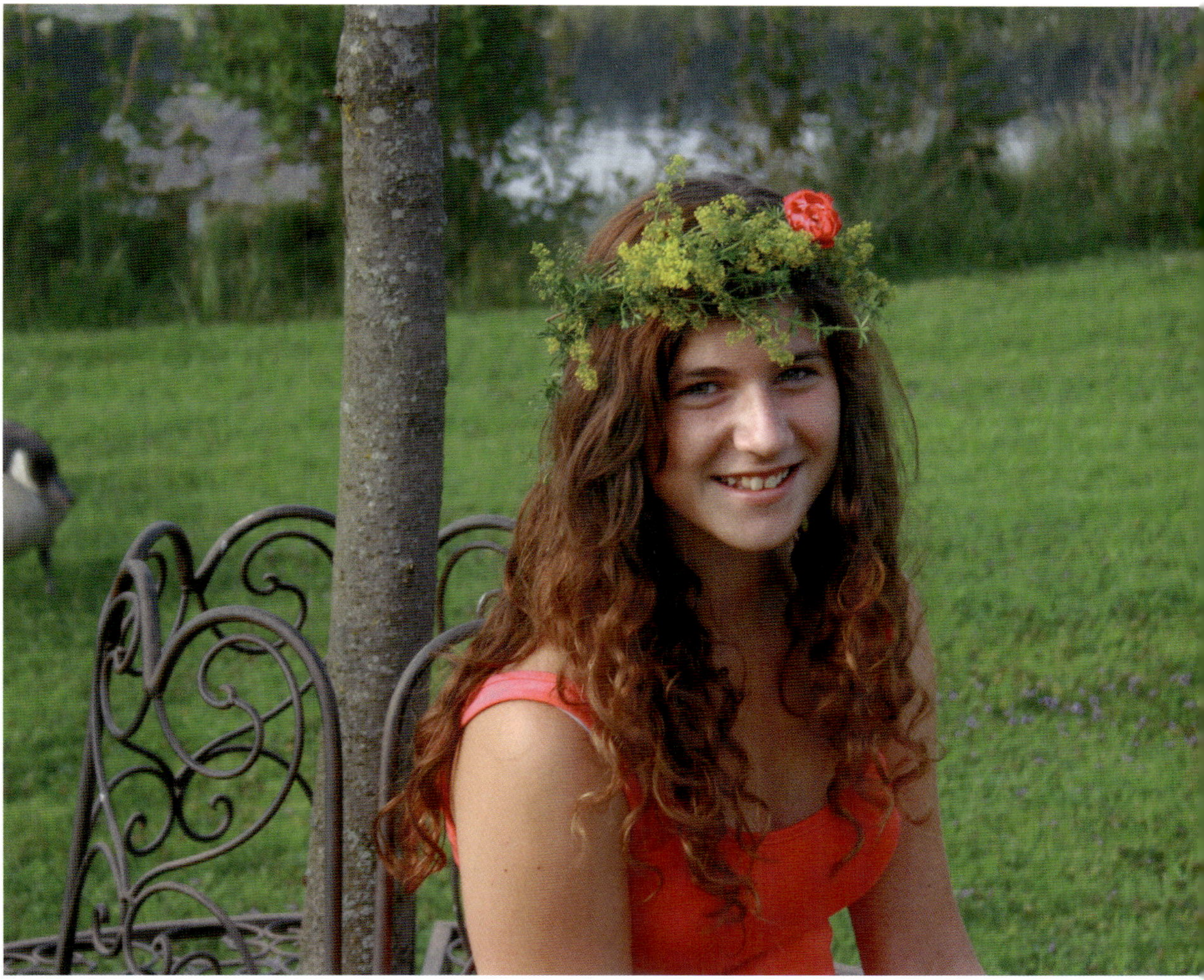

Ritual für Walpurgis

1 Teil Muskatellersalbei
1 Teil Rose
1 Teil Mariengras
1 Teil Kiefernharz

Gehen Sie alleine und ganz bewusst barfuß durch die Natur und suchen Sie sich ein paar frische Grünpflanzen, die Sie als Mädchen oder Frau als Haarkranz tragen möchten. Labkraut eignet sich gut für den Kranz und verschiedene Blüten wie Gänseblümchen als Dekoration. Machen Sie selbst Lagerfeuer, wenn Sie die Möglichkeit dazu haben, oder nehmen Sie an einem Jahreskreisfest teil. Feiern Sie mit Ihren Freunden, Ihren Liebsten, spüren Sie die Lebendigkeit, die Lust am Sein, tanzen und trommeln Sie, machen Sie Musik und genießen Sie das Leben in vollen Zügen. Tanzen Sie um die Feuerstelle und geben Sie immer wieder Räucherwerk auf die Glut.

21. Juni

Sommersonnenwende

Längster Tag und kürzeste Nacht des Jahres – die Sonne hat jetzt ihren Höchststand erreicht.

Naturbeobachtungen: An diesem besonderen Tag, dem 21. Juni, verweilt das Licht am längsten über unseren Breitengraden. In den Pflanzen steckt nun eine besondere Heilkraft, nämlich die gespeicherte Sonne und Wärme, welche sie im Winter wieder an uns abgeben werden.
Zu dieser Zeit des Jahres wurde mit der ersten Heuernte begonnen, denn das Gras war inzwischen zur vollen Samenreife gelangt. Dies ist der ideale Schnittzeitpunkt, denn die zu Boden fallenden Samen füllen lückenhafte Bestände und ein artenreicher Gras- und Kräuterbestand wird gesichert.
Alter Brauch: Weit umher sichtbare Sonnwendfeuer wurden entzündet, meist auf Hügeln oder Bergen, um diesen Wendepunkt im Jahreskreis zwölf Tage lang zu feiern. Die jetzt gesammelten Kräuter wie etwa Johanniskraut, Alant, Ringelblume, Eisenkraut und Königskerze haben die größte Sonnenkraft getankt und wurden wie ein großer Schatz aufbewahrt, um für die dunkle Jahreszeit gerüstet zu sein. Man fertigte spezielle Sonnwendkräuterbüschel aus sieben- oder neunerlei verschiedenen Kräutern, die man zum Schutz vor Krankheit und Gewitter in Haus und Stall aufhängte.
Verschiedene Riten wurden begangen. Man sammelte Beifuß und band daraus Räucherbüschel, die man dann trocknen ließ und für die Wintersonnenwende bereithielt. Beifußgürtel wurden geflochten und um die Hüften gebunden. Man tanzte mit ihnen ums Feuer. Verliebte sprangen Hand in Hand durchs Feuer, denn alles belastende Schlechte fiel dabei symbolisch von ihnen ab und die ewige Verbundenheit war besiegelt. Andere nahmen ein Büschel Beifuß zur Hand, packten symbolisch all ihre Sorgen hinein und übergaben es in einem Reinigungsritus dem Feuer. Man konnte dem Sonnwendfeuer auch seine Sehnsüchte und Wünsche übergeben. Am Ende der Feierlichkeiten streute man dann die Asche über die Felder für Fruchtbarkeit und reiche Ernte.

Ritual zur Sommersonnenwende

1 Teil Alant
1 Teil Beifuß
1 Teil Johanniskraut
½ Teil Gundelrebe

Laden Sie sich Freunde oder Ihre Familie ein und entzünden Sie ein Feuer, wenn möglich gar ein großes, richtiges Sonnwendfeuer zu Ehren der Sonne. Sammeln Sie gemeinsam Beifuß und andere Sonnwendkräuter, richten Sie einen schönen Tisch oder auf der Wiese eine Decke und legen Sie als Symbol für die Sonne die Kräuter darauf. Später können Sie diese Kräuter verräuchern. Tanzen und feiern Sie um das Sonnwendfeuer. Ist das Feuer etwas niedergebrannt, können Sie einzeln oder paarweise darüber springen.

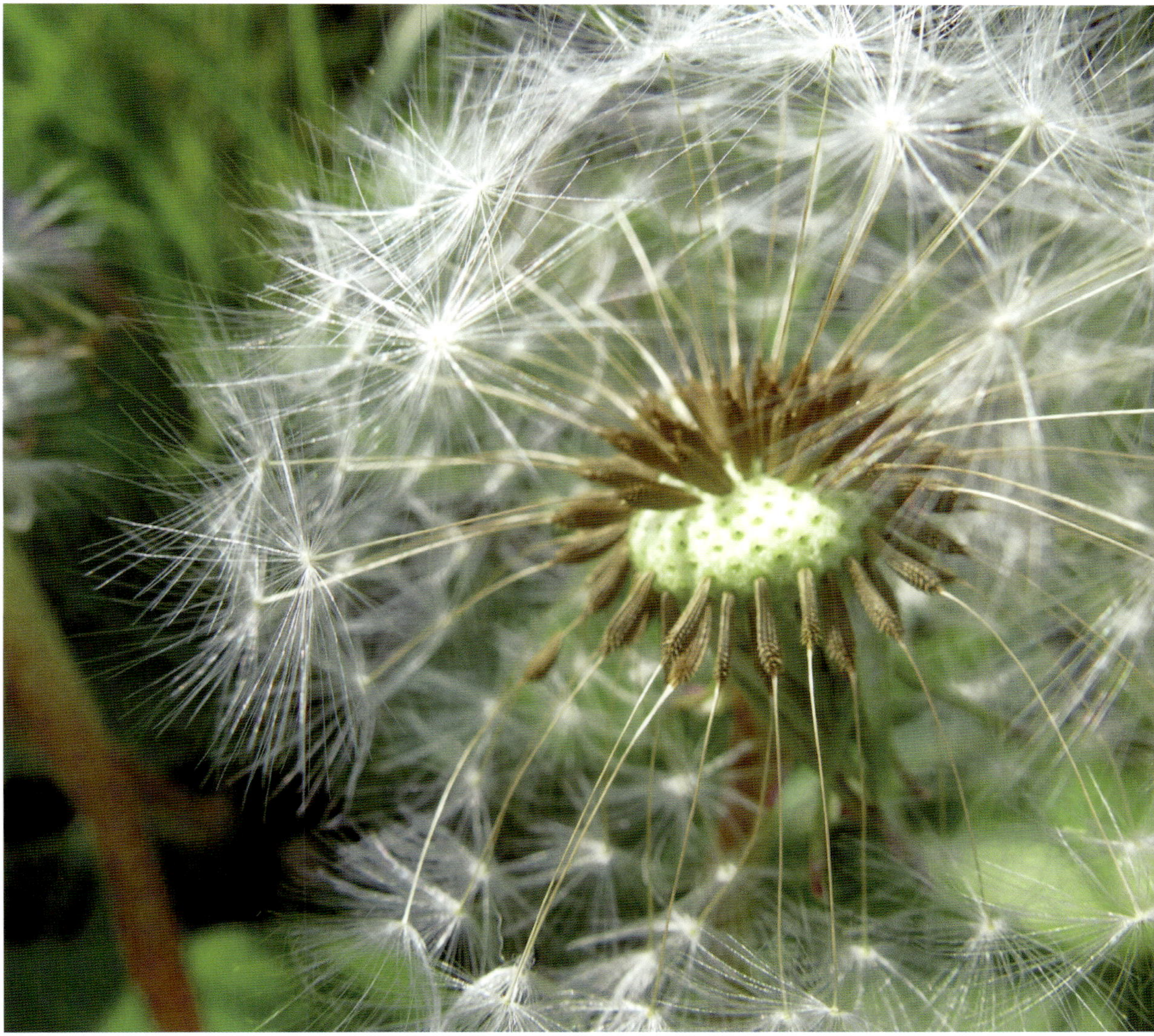

um den 1. August

Schnitterfest

Lughnasad

Zum Vollmond rund um den 1. August feierte man den Beginn der Erntezeit.

Naturbeobachtungen: Die Natur zeigt uns jetzt ihre ganze Blütenpracht. Und doch wissen wir, dass in der Natur alles vergänglich ist, aber dann wieder neu zu wachsen beginnt. Für die Landwirtschaft beginnt nun die erste große Ernteperiode, vor allem das Korn muss geschnitten werden, es braucht besonderen Schutz.

Alter Brauch: Jetzt benötigte man die Wetterpflanzen wie Beifuß, Johanniskraut und Königskerze, die zur Sommersonnenwende geerntet worden waren. Man verräucherte sie auch vorbeugend, um von großen Unwettern und Stürmen mit Blitz und Hagel verschont zu bleiben. Die Freude über das erste Brot vom neuen Korn war groß. Dazu gab es die frisch geernteten Früchte von Bäumen und Sträuchern, und so nahm das Schnitterfest seinen Anfang.
Es folgen noch weitere Ernten, verschiedene Kräuterbuschen wurden gebunden, die in keinem Haushalt fehlen durften. Heute noch wird zu Mariä Himmelfahrt, am 15. August, der traditionelle Kräuterbuschen geweiht, dessen spezielle Kräuter schon bei Sonnenaufgang taufrisch geerntet werden. Dieser Buschen enthält Kräuter wie die Königskerze, Beifuß, Johanniskraut, Dost, Quendel, Frauenmantel, Kamille und Schafgarbe. Für jedes Familienmitglied wird noch eine Alantblüte hinzugefügt und anschließend der Buschen zum Trocknen unter die Dachvorsprünge gehängt.
Während jetzt die Vorräte für den Winter angelegt werden, die Früchte eingekocht, Gemüse konserviert, werden auch die Kräuter für den Winter gesammelt und getrocknet. Es ist auch die beste Zeit zum Sammeln der Liebfrauenstrohkräuter (spezielle Kräuter für die gebärende Frau und das Kind), die ihre höchste Kraft zwischen dem 15. August und 15. September haben, der Zeit des sogenannten „Frauendreißigers". Sie waren früher fester Bestandteil der Hausapotheke, die über den Winter reichen musste. Die Blüten und das obere Kraut wurden gerne für Tees und heilsame Umschläge verwendet und die Stängel wurden dem kranken Tier unters Futter gemischt oder man verräucherte sie.

Ritual zum Schnitterfest

1 Teil Mariengras
1 Teil Alant
½ Teil Fichtenharz
½ Teil Rose

So wie man früher nach der getanen Ernte zusammen Brot backte und feierte, haben Sie vielleicht auch etwas zu feiern, nach einer erfolgreichen Arbeit, einem Schulschluss … Laden Sie Familie oder Freunde ein, die Sie durch Worte oder Taten in Ihrem Vorhaben unterstützt haben. Machen Sie sich einen gemütlichen Abend rund um ein Lagerfeuer. Backen Sie Stockbrot, für das Sie vorher gemeinsam im Wald Stöcke gesucht haben. Oder denken Sie schon bei Ihrem nächsten Spaziergang daran, passende Stöcke mitzunehmen. Stockbrot ist mit einem einfachen Germteig leicht hergestellt. Diesen um die Stöcke drehen und übers Feuer halten. Anschließend geben Sie die Räucherkräuter in die Glut. Bedanken Sie sich symbolisch für die reiche Ernte oder den erfolgreichen Abschluss und ausdrücklich bei Ihren Helfern. Lassen Sie Ihre Wünsche mit dem Rauch aufsteigen.

21./22./23. September

Herbst-Tagundnachtgleiche

Erntedank

Tag und Nacht sind im Gleichgewicht.

Naturbeobachtungen: Der Nebel zieht übers Land, draußen ist es kühl und feucht. Die Wälder tragen wieder ihr buntes Kleid und langsam fällt das Laub. Läuft man im Herbst durch das heruntergefallene Blättermeer, stärkt dies unser Immunsystem für die kommenden Monate. Am 21. September sind Tag und Nacht noch einmal im Gleichgewicht, von nun an werden die Tage wieder kürzer als die Nächte sein und die Natur zieht sich langsam zurück. Damit kommt auch für uns Menschen die Zeit, um wieder in sich zu gehen.
Das Erntejahr erreicht seinen Höhepunkt. Die Früchte unserer Arbeit werden eingefahren. Zu dieser Zeit herrscht eine besondere Harmonie. In guten Jahren ist alles in Überfluss vorhanden, Feld- und Baumfrüchte, Beeren und Nüsse. Wichtig war und ist jetzt das Einlagern, Trocknen und Haltbarmachen der vielen Erntefrüchte, um einen ausreichenden Wintervorrat anzulegen. Seit je her wurde mit dem, was man zu viel hatte, getauscht und gehandelt, aber immer auch etwas an Bedürftige geschenkt.
Alter Brauch: Verschiedene Erntedankfeste werden gefeiert. Ob dafür eine Erntekrone aus Korn gebunden wird oder eine große Schüssel mit verschiedensten Früchten gefüllt, ist von Gegend zu Gegend unterschiedlich. Aber immer gilt der Dank der Natur und ihren Gaben. Gedankt hat man immer, selbst wenn die Ernte mal nicht so gut ausfiel.
Sollten noch Kräuter von letztem Jahr übrig sein, ist jetzt eine gute Gelegenheit, diese zu verräuchern oder sie dem Garten dankend zurückzugeben.

Ritual zum Erntedank

Kräuter Ihrer Wahl und 1 Teil Engelwurz

Wir bereiten uns einen Erntedanktisch und geben all jene Früchte, Speisen, Gaben drauf, für die wir dankbar sind. Ich bereite zum Erntedank immer eine spezielle Räuchermischung mit Kräutern, die in dem Jahr besonders üppig ausfielen oder mit einer Pflanze, die sich in unserem Garten neu angesiedelt hat, oder mit einer Pflanze, die mich in dem Jahr sehr berührte. Ich mache ein Feuer in meiner großen Räucherschale und warte, bis es nur mehr Glut ist. Dann gebe ich nach und nach meine Räucherkräuter in die Glut und bedanke mich. Das Ritual kann alleine, mit der Familie oder mit Freunden gemacht werden, ganz wie man es für sich als stimmig empfindet.
Trinken Sie dazu eine gute Tasse Tee und seien Sie dankbar für die Früchte Ihrer Arbeit, ob am Schreibtisch oder im Garten und auf dem Feld.

Thurerhofs Kräuterwelt

Seit der Übernahme 1997 bewirtschaften mein Mann und ich einen kleinen Bio-Bauernhof im Salzburger Seenland. Biologische Wirtschaftsweise und sorgsamer Umgang mit der Natur ist für uns selbstverständlich.
Als Mutter zweier Söhne interessierte ich mich immer schon für die verschiedensten Wirkungen und Anwendungen von Heilkräutern, sodass auch die Naturapotheke vor der Haustür bald zum Einsatz kam. Dass man die Schätze der Natur auch verräuchern kann, eröffnete mir neue Sichtweisen. Auch mein Mann Hans ließ sich von der uralten Tradition des Räucherns anstecken, und gemeinsam machten wir im Laufe der Jahre die erstaunlichsten Erfahrungen, wie heilsam und kraftvoll das Räuchern ist.

Unser Bio-Naturgarten „Spür das Natürliche…“

2008 legten wir unseren 8000 m² großen Bio-Naturgarten an, in dem wir anfangs über 100 verschiedene Bio-Kräuter pflanzten, die sich im Laufe der Zeit ihren Lieblingsplatz suchten. So entstand ein harmonisches Durcheinander, das eine unglaubliche Ruhe und Kraft verströmt. Darin integriert ist unser „magischer Räuchergarten“ mit verschiedensten Räucherkräutern. Diverse Feuerstellen, unterschiedliche Stationen und magische Plätze laden zum Verweilen, In-sich-gehen, Orakeln und Feiern der Jahreskreisfeste ein.
Mit großer Freude und Begeisterung erzählen wir in unseren Räucherkursen über Brauchtum, Erfahrungen, Anwendungen und Wirkung der verschiedenen Pflanzen. Darüber hinaus bieten wir spezielle Räucherführungen zu den Jahreskreisfesten an.
Termine finden Sie immer aktuell auf unserer Homepage. Für Gruppen gerne nach telefonischer Vereinbarung.

Unser Bio-Hofladen – Online-Shop

Unsere Bio-Kräuter, Wurzeln etc. werden zum richtigen Zeitpunkt von Hand geerntet, bei niedriger Temperatur getrocknet und zu kleinen Unikaten weiterverarbeitet. Wir ernten bewusst nur so viel, dass noch genügend für die Tiere und die Absamung stehen bleibt. Folglich richtet sich unser Angebot ganz nach der Natur. Unser Räucherwerk ist direkt in unserem Hofladen oder in unserem Online-Shop erhältlich. Die dazu passenden Räucherschalen fertigt unser ältester Sohn Florian an.

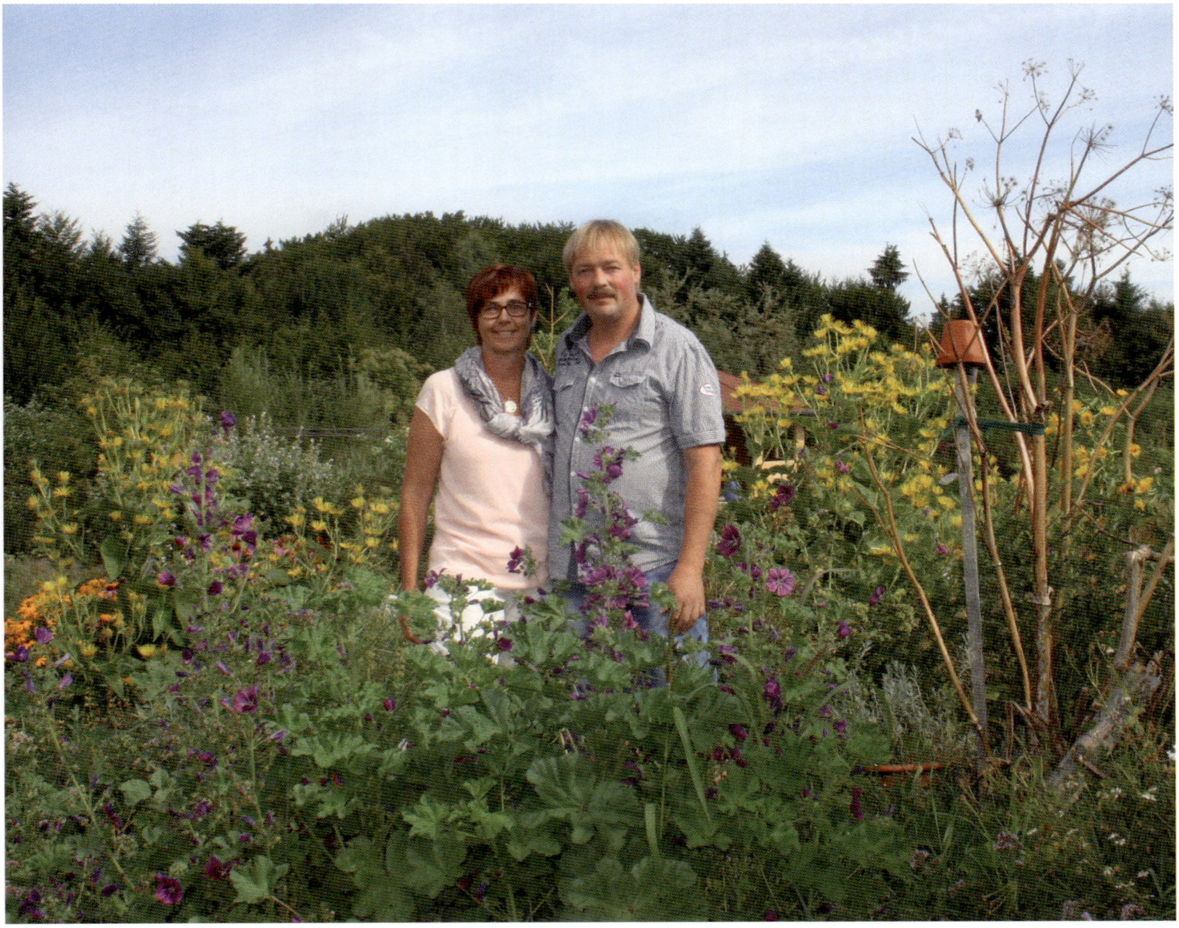

Claudia Bio-Bäuerin und TEH-Praktikerin (traditionelle europäische Heilkunde)
Hans Bio-Bauer, Naturcoach und Bio-Imker
Beide „Kräuterweibl und Wurzlmandl“

Öffnen Sie unsere Homepage, besuchen Sie unseren Online-Shop und suchen Sie sich intuitiv das zu Ihnen passende Produkt aus.

Claudia und Hans Dirnberger
Tur 1 5164 Seeham
www.thurerhof.at
info@thurerhof.at

THURERHOFs Kräuterwelt

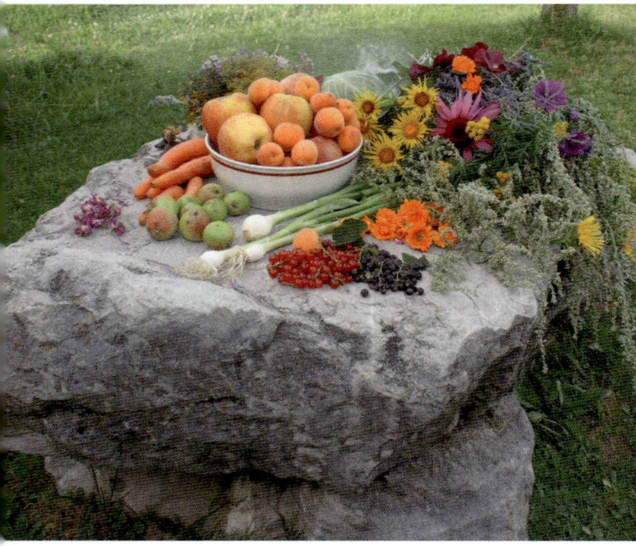
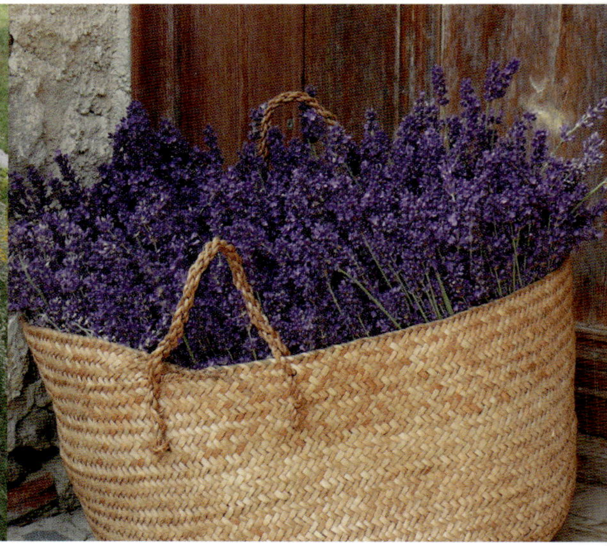

Literatur

Bader, Marlis: Räuchern mit heimischen Kräutern: Anwendung, Wirkung und Rituale im Jahreskreis. Goldmann, München 2008.

Beiser, Rudi: Kraft und Magie der Heilpflanzen – Kräuterwissen, Brauchtum und Rezepte. Ulmer, Stuttgart 2013.

Beuchert, Marianne: Symbolik der Pflanzen. Insel, Frankfurt a.M. 2004.

Biwer, Anne L.: Rund ums Räuchern: Anwendung und Wirkung von Räucherwerk. Schirner, Darmstadt 2007.

Gifford, Jane: Magie der Bäume – Legenden und Mythen der Kelten. A. d. Engl. v. Bruno P. Kremer. Kosmos, Stuttgart 2007.

Hirsch, Siegried, Grünberger, Felix: Die Kräuter in meinem Garten. Freya, Linz 2008.

Rätsch, Christian: Der heilige Hain – germanische Zauberpflanzen, heilige Bäume und schamanische Rituale. AT Verlag, München 2005.

Rätsch, Christian, Ebeling, Claudia: Weihnachtsbaum und Blütenwunder – Geheimnisse, Herkunft und Gebrauch traditioneller Weihnachtspflanzen. Rezepte – Rituale – Räucherungen. AT Verlag, München 2008.

Rippe, Olaf, Madejsky, Margret: Die Kräuterkunde des Paracelsus: Therapie mit Heilpflanzen nach abendländischer Tradition. AT Verlag, München 2006.

Seligmann, Siegfried: Die magischen Heil- und Schutzmittel aus der belebten Natur. Reimer, Berlin 2001.

Spohn, Margot: Was blüht denn da? Kosmos, Stuttgart 2015.

Storl, Wolf-Dieter, Müller-Ebeling, Claudia, Rätsch, Christian: Hexenmedizin – Die Wiederentdeckung einer verbotenen Heilkunst – schamanische Tradition in Europa. AT Verlag, Aarau 2012.

Strassmann, René-Anton: Baumheilkunde – Heilkraft, Mythos und Magie der Bäume. AT Verlag, Aarau 1994.

Stumpf, Ursula: Pflanzengöttinnen und ihre Heilkräuter – Naturkraft schöpfen, Heilwissen nutzen. Kosmos, Stuttgart 2010.

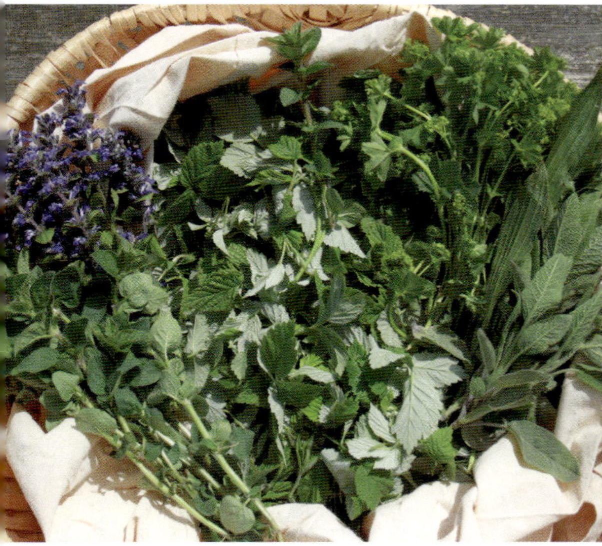
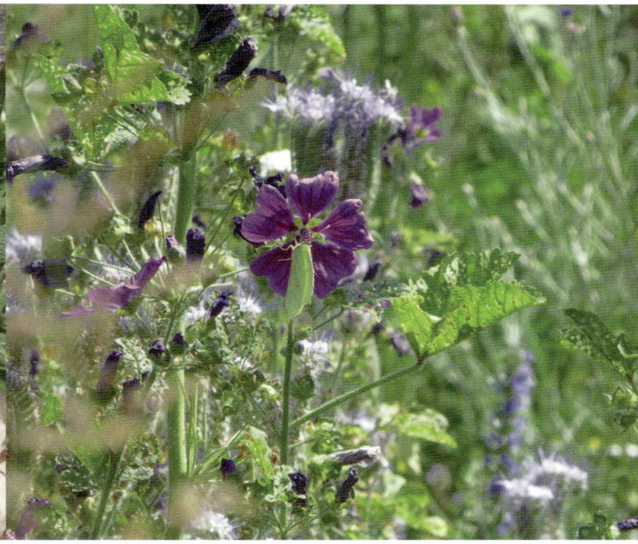

Dankbar

Dankbar sind wir für unsere wunderbaren Söhne.
Dankbar sind wir für dieses schöne Stückchen Erde, das wir bewirtschaften und beleben dürfen, für die Natur die uns immer wieder erfreut und zu allen Zeiten ihre schönsten Facetten zeigt, für die Wertschätzung unserer Produkte und unseres Tuns und für die vielen wunderbaren Räuchererfahrungen, die wir machen durften.
Dankbar sind wir all jenen, die uns auf unserem Weg in Wort oder auch Tat unterstützt haben:
Hermann Gabriel, der uns viel altes Wissen vermittelte, für seine Erzählungen, Marlis Bader für ihre Inspiration, den vielen fleißigen GartenhelferInnen, die immer zur Stelle waren, wenn Not am Mann oder an der Frau war, all unseren Kursteilnehmern, die uns immer wieder ermutigten, ein Räucherbuch zu schreiben, unserem Verleger Herrn Dort, unserer Lektorin Maren Partzsch für Ihre Geduld und die gute Zusammenarbeit und Christine Paxmann, die dieses Buch in seine schöne graphische Form brachte.

Herzlichen Dank an alle.

Register

Stichwortregister

Bildnachweis

Andrea Bregar: S. 136 rechts
Claudia Dirnberger: U1, U4 rechts, S. 4, 5 alle, 7, 8/9, 10, 13, 19, 21 alle, 28/29, 30, 36, 38, 39, 40, 41, 42, 46, 47, 49, 50, 51, 52, 54, 56, 69, 70/71, 72, 87, 89, 90, 95, 98, 104, 111, 116/117, 118, 124, 127, 129, 131, 135, 136 links, 137 alle
Christian Ecker: S. 83
Fotolia: U4 links, mitte, S. 16/17, 23, 25, 32, 33, 34, 37, 43, 44 unten, 45, 59 unten, 60, 63, 65, 81, 101, 113, 121
Gärtnerei Strickler, Alzey: S. 44
living4media: S. 15
Silke Stöckl: S. 31
Stockfood: S. 27
Wikimedia: S. 53 (Holger Casselmann), 55 (Esculapio), 57 (Mokkie), 59 oben (Mauro Raffaeli), 61, 62 (Böhringer), 64 (Unreife Kirsche), 66 (Nova), 67 (eaglestein), 68 (Jojan)

Haftungsausschluss
Die angegebenen Räuchervorschläge und Erklärungen wurden mit Sorgfalt zusammengestellt und geprüft, sie dienen allerdings nur zur Unterstützung, nicht zur Krankheitsbehandlung. Weder die Autoren noch der Verlag haften für Schäden oder übernehmen Garantien.

ISBN 978-3-86362-045-5

Gestaltung, Bildredaktion und Satz:
Christine Paxmann text • konzept • grafik, München

Alle Räuchervorschläge dieses Buchs wurden mit Sorgfalt zusammengestellt und überprüft. Eine Garantie kann jedoch nicht übernommen werden.

Printed in Austria 2015

Verlagswebsite: www.d-hverlag.de

FSC®
www.fsc.org
MIX
Papier aus verantwortungsvollen Quellen
FSC® C012536